皇汉医学精华书系

［日］丹波元坚◎著

赵琼　周路红　田思胜◎校注

金匮玉函要略述义

中国健康传媒集团

中国医药科技出版社

内 容 提 要

本书为《金匮要略》注释之作，分上、中、下三卷，简称《金匮要略述义》或《金匮述义》。作者鉴于其父丹波元简所撰《金匮玉函要略辑义》在采辑各家学说及阐述精义方面犹有缺漏，或有一定的局限性，遂将《金匮要略》原文，逐段进行注释。补充了赵以德、周杨俊、朱光被等诸家学说，结合个人的心得体会予以发挥。本书适合中医药学习、研究、工作者及中医爱好者参考阅读。

图书在版编目（CIP）数据

金匮玉函要略述义 /（日）丹波元坚著；赵琼，周路红，田思胜校注. — 北京：中国医药科技出版社，2019.9

（皇汉医学精华书系）

ISBN 978-7-5214-1070-9

Ⅰ.①金… Ⅱ.①丹…②赵…③周…④田… Ⅲ.①《金匮要略方论》—注释 Ⅳ.① R222.32

中国版本图书馆 CIP 数据核字（2019）第 060216 号

美术编辑　　陈君杞
版式设计　　也　在

出版　**中国健康传媒集团** | 中国医药科技出版社
地址　北京市海淀区文慧园北路甲 22 号
邮编　100082
电话　发行：010 – 62227427　　邮购：010 – 62236938
网址　www.cmstp.com
规格　710 × 1000mm $\frac{1}{16}$
印张　6 $\frac{1}{2}$
字数　95 千字
版次　2019 年 9 月第 1 版
印次　2023 年 4 月第 2 次印刷
印刷　三河市百盛印装有限公司
经销　全国各地新华书店
书号　ISBN 978-7-5214-1070-9
定价　**25.00 元**

获取新书信息、投稿、为图书纠错，请扫码联系我们。

丛书编委会

总 主 编　田思胜

副总主编　张永臣　马梅青

编　　委　（按姓氏笔画排序）

王明亮　王春燕　尹桂平　卢承顶

田　虎　边　莉　李明轩　杨其霖

张　晶　范延妮　赵　琼　赵雨薇

郝菲菲　翟文敏　薛远亮

前　言

中医学博大精深，源远流长，不仅为中华民族的繁衍昌盛做出了巨大贡献，同时远播海外，对世界医学的发展影响极大。

中国与日本是一衣带水的邻邦，中医学对日本的影响尤其重大。早在秦朝中医药文化就已经传播到了日本，《后汉书》载徐福等上书言海中有三神山，于是秦始皇遣"福入海求仙"而达日本。相传徐福通医术，精采药和炼丹，被日本人尊为"司药神"。南北朝时期，吴人知聪携《明堂图》共一百六十四卷到日本，对日本汉方医学的发展产生了重要影响，之后出现了一些著名的医家和医著，形成了早期的汉方医学。隋唐时期，日本派往中国的遣隋使、遣唐使学习佛法、政治与文化，同时也把中国的中医药书籍如《四海类聚方》《诸病源候论》等带回了日本。日本大宝年间，天皇颁布"大宝令"，采纳唐制设置医事制度、医学教育、医官等，并将《针灸甲乙经》《脉经》《小品方》《集验方》《素问》《针经》《明堂》《脉诀》等列入医生学习必修书目，仿效中医。除此之外，还邀请中国高僧鉴真东渡日本，传律讲经，传授中医药知识和药材鉴别方法等。自此，日本朝野上下，重视中医，出现了许多以研究中医学而著称的学者。公元984年，日本医学界产生了一部极为重要的著作，即丹波康赖撰写的《医心方》，主要从我国中医经典医籍中摘要精华内容，经改编后用日文出版，成为中日医药交流一大成果，影响日本医学界近百年。金元时期，中国出现了金元四大家，形成了著名的学术流派，同样在日本也形成了三大流派。日本医家田代三喜留华12年，专攻李杲、丹溪之学，回国后成立了"丹溪学社"，奉丹溪翁为医中之圣，后传其学至弟子曲直濑道三，曲直濑道三以朱丹溪理论为核心，汇入个人经验形成独自的医学体系"后世派"。明代初期，《仲景全书》和宋版《伤寒论》在日本出版，引起了很大轰动，许多医家热衷研究和学习《伤寒论》，加之当时儒教盛行，国学复古思潮高涨，与此相应也出现了提倡医学应复归于古代中国医学根本的呼声。结合当时中国在中医研究方面注重《伤寒论》的情况，伊藤仁斋等认为《伤寒论》是医学的原点，主张复古，从张仲景《伤寒论》原点研究《伤寒论》，之后形成了以吉益东洞为代表的"古方派"。此时期，荷兰医学在日本开始盛行，采用汉方医学与荷兰医学折衷方法行医的医家逐渐增多，出现了《解体新书》等西洋医学与汉方医学结合的著作，形成了"折衷派"。

古方派重视中国古典医学著作如《黄帝内经》《神农本草经》《伤寒杂病论》，

其中尤为推崇张仲景所著的《伤寒论》与《金匮要略》，奉张仲景的著作为圭臬。主张医方亦应回归到医学的真正古典，亦即东汉时代《伤寒杂病论》为主的观点，树立以《伤寒论》为中心的医学体系作为目标，用《伤寒论》中的独自法则来解释《伤寒论》，认为《伤寒论》113方中的绝大多数方剂适合于临床应用，其治疗理论应当分型证治，由此奠定了汉方医学重视实证治疗并崇尚古典经方应用的基础。

正是在这种风气下，吉益东洞从《伤寒论》原点出发，针对《伤寒论》和《金匮要略》中的方药设计了一套特定处方对应特定证候的"方证相对"医疗方案，并重新整理拆解《伤寒论》和《金匮要略》。选用二书220首方剂，采取"以类聚方"，重新编排，集原书各篇中方剂应用、辨证立法条文列于该方之后，后附作者的考证及按语，解释原文中症状特点和方证内涵，编写了《类聚方》一书。同时，他对《伤寒论》《金匮要略》中常用54种药物进行研究，每品分考征、互考、辨流、品考四项，"指仲景之证，以征其用；辨诸氏之说，以明其误"，主张"万病一毒"，认为用药治病是以毒攻毒，进而撰成《药征》一书。

清代乾嘉时期朴学兴起，考据之风盛行。此风传入日本后，各地文运大兴，风靡日本儒医两界。江户儒家山本北山、大田锦城、龟田鹏斋等建立了日本考证学派。作为山本北山学生的丹波元简与其子丹波元胤、丹波元坚，亦深受儒家思想的熏陶。在儒家重现实、重人文传统的影响下，丹波元简父子重视清儒与医家著作的研究。他们兼通医儒，上承家学，旁通中国经史小学，秉承清儒的治学态度，借鉴清儒的治学方法，参考和引用中国历代医家的研究成果，客观真实，撰成如《伤寒论辑义》《金匮玉函要略辑义》《脉学辑要》《素问识》《灵枢识》《医膳》《救急选方》《伤寒论述义》《金匮玉函要略述义》等著作，集众家之长于一炉，驳误纠讹，分明泾渭，发前人所未发。又参稽相关的医籍文献，持之以医理，征之以事实，旁征博引，穷源竟委，廓清了一批聚讼纷纭的问题。其严谨文献考证学态度，深受中日两国学界好评。

《皇汉医学精华书系》选取吉益东洞、丹波元简父子、汤本求真等古方派医家中的精华医著，进行校注整理，付梓刊印，以期为广大读者呈现日本古方派医家研究以《伤寒论》为代表的医著精华。

由于水平有限，虽几经努力，但选书校注等定会存在不足之处，恳请读者不吝赐教，批评指正。

田思胜
2019 年 8 月于山东中医药大学

丹波一脉是日本医学史上的名门望族。丹波元坚（1795~1857年）是丹波元简之子，字亦柔，日本著名的汉医学家。生于医学世家，早承家学。医学水平高超，汉学造诣较深，且治学严谨，对我国古典医籍的考证、注释较为详明，尤其对《伤寒论》颇有研究。著有《素问绍识》《伤寒论述义》《金匮玉函要略述义》《伤寒广要》《药治通义》《杂病广要》等书。

《金匮玉函要略述义》是丹波元坚于1842年所撰，系考证学派《金匮要略》研究代表作，为后世学者的研究打下坚实基础。该书客观参考前人注释，以文献考证学态度择其精当内容，加以己见而成，深受中日两国学界好评。

本次点校以1949年排印之《皇汉医学丛书》本为底本，参以1957年人民卫生出版社出版《金匮玉函要略述义》整理点校。在校注过程中我们作了以下调整。

1. 原书为竖排繁体，现改为横排简体。异体字、古体字、通假字等均改为现行通用简化字，不出校。原本因竖排所用"右"字，现因改为横排，全改为"上"字，不出校。

2. 原书目录与正文不一致处，互相补正，或据本书体例补正增删，出校。对底本中明显的错字，径改，不出校。

3. 对底本中明确是错讹、脱漏、衍文、倒置处，予以校正，并出校记。

4. 对底本与校本互异，若难以判断是非或两义皆通者，则不改原文，而出校记并存，或酌情表示有倾向性意见；若属一般性虚词而无损文义者，或底本无误而显系校本讹误者，一般不予处理。若底本与校本虽同，但原文却有误者，予以勘正，并出校说明理由；若怀疑有误而不能肯定者，不改原文，只在校注中说明。

5. 对一些"已""己"不分、"日""曰"混用的字，均予以校正，不出校记。

由于水平所限，不足之处在所难免，还望专家不吝指正。

校注者

2019 年 5 月

先教谕《金匮辑义》，系于晚年定本，是以极其精核，无须赘述。惟不肖受读既尚，时有管见。又诸家方论，扩充经旨者，其偶尔失载，亦间有之。赵以德衍义，周扬俊补之，题曰二注。近代朱光被有正义之作，俱出于先教谕下世之后。并撷其粹，皆标记在《辑义》上层，不敢谓有裨学者。然窃比之鸡肋，仍整录为编，以供子弟参对云。天保壬寅首夏，丹波元坚纂。

金匮注解，更有高世栻，李彣，李玮西，俱为《医宗金鉴》所引。又有卢之颐《摩索金匮》，张志聪注。黄元御《金匮悬解》，戴震注、李钧注皆是先兄医籍考所著录者。卢氏、黄氏，学颇迂僻，其存不存，不足措念。其他诸家，惜未得见之。况戴氏硕儒，顾考证必精，而其遗书中，缺焉不收，最可憾也。又李炳字振声，号曰西垣，苦《金匮》无善注，乃撰《金匮要略注》二十二卷，能抉其微，见焦循雕菰集。嘉庆陈念祖著有《金匮浅著》十六卷，《金匮读》四卷，见其《神农本草经读序》。

赵开美本，《辑义》所引，系皇国重刊，今得其原刻勘之，间失其旧。又朝鲜国《医方类聚》所据，盖为宋元旧刻。亦与今本互有异同，今并校而揭之。

金匮玉函要略述义题辞

目　录

卷　上

卷　中

卷　下

卷　上

按：《广雅》曰："略，要也。"王念孙《疏证》曰："《孟子·滕文公篇》'此其大略也'。"赵岐注云："略，要也。"又《说文》曰："略，经略土地也。"段玉裁注曰："引申之，凡举其要而用功少者曰略。略者，对详而言。"观此诸说，则"要略"二字，其义更晰矣。

脏腑经络先后病脉证第一

论十三首 三，当作五。　脉证三条 诸本，作二条，宜从。

按：《伤寒论》每篇首冠以"辨"字，今《要略》无之者，盖后人所删也。《外台》"疗疟方"引张仲景《伤寒论》，每条首有"辨疟病""辨疟脉"等字，亦足以证。

问曰：上工治未病，何也？

〔徐〕医中有大关目不可专指一病者。仲景于首卷，特揭数十端，以定治疗之法。此则论五行相克之理，必以次传。而病亦当预备以防其传也。

〔魏〕此条，乃仲景总揭诸病，当预图于早，勿待病成，方治以贻悔也。治之预，则用力少，而成功多。所谓曲突徙薪之勋，宜加于焦头烂额之上也。先言肝者，以四时之气始乎春，五脏之气始于肝。《洪范》言："履端于始，序则不愆。"故先引肝。以为之准云。

〔朱〕甘味入脾，兼能缓肝，和调两脏，令弗相戕也。

按：赵氏于《内经》辛补，仲景酸补之理，详为之辨，盖系于尤氏所据，文繁不具录。

夫人禀五常，因风气而生长。。"禀"，周本作"秉"。

按：《礼记·乐记》曰："道五常之行。"注："五常，五行也。"《礼运》曰："故人者，其天地之德，阴阳之交，鬼神之会，五行之秀气也。"又曰："故人者，天地之心也，五行之端也。"杨上善《太素经》注曰："风、气一也，徐缓为气，急疾为风。人之生也，感风气以生，其为病也。因风气为病，是以风为百病之长。"《集韵》"般"字下曰："亦数别之名，无犯王法。盖谓无犯王者之法律，以罹墨劓剕宫等刑。"《白虎通》曰："犯王法，使方伯诛之。"先兄曰："竭乏，即《内经》以欲竭其精之义。"又《金鉴》："以为内所因，中虚；外所因，中实；不内外因，非中外虚实。"徐氏以为"适中经络"三句，应前"内因"一段；"四肢才觉重滞"四句，应前"外因"一段；"更能无犯王法"二句，应前"房室"一段；并是。然"更就服食，节其冷热苦酸辛甘。"句考之，则"三者，房室"下，恐脱"服食"二字，否则彼句内，蕴有服食失节乎？如此看做，殆觉上下相应，于病理亦相叶。而"更能无犯王法"以下五句，都应前"房室"一段。

又按：喜多村直宽曰："服食，即衣服饮食之谓。"《灵师传篇》云："饮食衣服，亦欲适寒温，可以征焉，斯说得之。"小岛尚质曰："陈天竺《三藏真谛释迦毗罗仙人金七十论》云：'三苦'，一依内，二依外，三依天，此亦论三因。与经旨略相似。"

问曰：病人有气色见于面部。"胸上"，周作"胸中"。

按：魏曰："鼻为肺之开窍，而主一身之元气者也。五脏之气，莫不禀受于肺。而五脏之真色，亦必随气之出入而发见于鼻头，此鼻头所以可验五脏之真色也。"此解与尤意异，然宜备一说。《痰饮篇》曰："膈间支饮，其人喘满，心下痞坚，面色黧黑。"盖与本条相发。又色黄者，色白者，二证。沈魏朱属之鼻头。检《千金方》曰："论云：鼻头微白者亡血，设令微赤，非时者死。病人色白者，皆亡血也。"又曰："凡人候鼻头色黄，法小便难也，盖是三家所本。"

师曰：病人语声寂然。

按："暗"，当与"䁁"通，《周礼》"典"同"职"，微声"䁁"。郑玄注："䁁，声小不成也。"

金匮玉函要略述义

师曰：息摇肩者，心中坚。

按： 赵曰："此仲景因呼息以为察病之法，与后条'吸'对言，以举端耳。"徐注本于此。又沈氏以为此言端息有痰气，肺胀、肺痿之别，其说似是，然不及魏之稳切。但魏"唾沫"解，恐非。沈曰："肺热叶焦，气弱不振，津液化而为涎，上溢于口，故吐涎沫。"似是。盖古所谓"沫"者，即今之痰涎，不必是白沫。宜参《肺痿》及《痰饮》篇。又《金鉴》"痰嗽""肺痿"之辨，欠妥。

又按： 徐氏注"上气色"条有曰："但望法贵在神气动静之间，此言甚妙。如欲候气息者，最所宜加思矣。"

师曰：吸而微数。"沉"，作"息而微数"。且曰："远，当作'迟'字，并误。"

按： 朱以"上焦、下焦"二句，为虚者不治之注脚，谬矣。又魏注中"筋脉"二字，宜删。

师曰：寸口脉动者。

按： 此条，上文言脉，不言色；下文言色，不言脉；是互文见意。故结以"非其时色脉"句。

问曰：有未至而至。为至而不至也上，俞本、《类聚》，并有此字。

〔徐〕此论天气之至，有过不及。不言及医，然而随时制宜之意在其中。《辑义》尤注中，"至未得甲子"下脱"而天已温，或已得甲子，而天反未温，及已得甲子"十九字。

问曰：寸脉沉大而滑。《脉经》不设问答。"卒厥下"有"不知人"三字。"口"字无，"和"上有"温"字。

按： 此条，《脉经》题云"平卒尸厥脉证"，《巢源》载之"尸厥候"中。而"杂疗方尸厥下"原注，曰"脉证见上卷"者，徐熔以为此条，则殆是扁鹊所疗虢太子之病也。又《素问·阳明脉解篇》："厥逆连脏则死，连经则生。"

问曰：脉脱入脏即死。

按： 先兄曰："此条，诸注失凿。盖是承上条，更申其理。脉，即血脉，系血气之省文。考《字书》，脱，或然之辞。宜为助语看，始妥。脱本外脱之义，脱而称入，甚不相协。"《素问·方盛衰论》："脉脱不具，诊无常行。"吴昆注云："脉或不显也，可以相证矣。"吴子《励士篇》："脱其不胜，取笑于诸侯。"《后汉书·李通传》："事既未然，脱可免祸。"宋·赵德麟《侯鲭录》曰："脱者，可也，尔也，谓不定之词。汉晋人多言'脱如何'，亦或也。"胡三省《通鉴》注云："脱者，或也。"又曰："脱者，未可必之辞也，此皆可例。"

问曰：阳病十八，何谓也？ "忓"，《类聚》作"忹"。

〔周〕此总《内经》所著之病，而为之分阴阳悉表里，合上下内外以立言。庶几经络明，腑脏著，所因显，不致散而难稽也。如"三阳在外，病头痛"等六证，则各有所行之经，各显本经之证。三而六之，非十八乎？而三阴之在里者亦然。五脏各有十八，合计为九十病。其为病，则于《灵枢》论心脉为瘛瘲，班班可考矣。若六腑则何如？腑居内而合于经者也，故邪之在腑者，合外于经，其受患为浅，而欲散不难，不若五脏之深且甚焉，故曰"微"也。其为病，《内经》有分属，仲景括为一百八病。盖因腑之六，以为数也。凡此共二百三十四病，统内外而言之也。人之一身，上下表里尽之矣。而所谓清浊大小邪者，一为雾露，一为地浊。本天者亲上，本地者亲下。百病之长，伤人之阳；肃杀之气，伤人之阴者是也。从口入者为内伤，亦足使人发热腹痛，喘呕胀满。不去其陈而致新，不足以为功。

〔魏〕大约阳病皆躯壳以外之病，而阴病皆躯壳以里之病耳。

按：此条分为两段，前段是就经络脏腑，而举疾证数目。程注错算，周氏为是。《后汉书·郭玉传》"方诊六微之技"，亦不审其义。后段说五邪而分三节，先就其性立名。风善行而数变其性，见《千金》。更反复示其所中，余义结以极寒极热，可谓尽矣。但注家于大邪小邪，迂曲费说，甚失经旨。不知三节互相照应，大邪言风，小邪言寒，其义了然，周氏所解殊卓。盖风则泛散，故称之大；寒则紧迫，故称之小。且风之伤人为最多，寒则稍逊，亦其所以得名欤！风性轻扬，故先中表，而令脉浮；寒性慓悍，故直中里，而令脉急。

又按：《素问·太阴阳明》曰："故伤于风者，上先受之。伤于湿者，下先受之。"《灵枢·百病始生》篇曰："风雨则伤上，清湿则伤下。"《辨脉法》曰："寸口脉阴阳俱紧者，法当清邪中于上焦，浊邪中于下焦。"皆文异旨近。又陶氏《本草序例》曰："夫病之所由来虽多端，而皆关于邪。邪者，不正之目，谓非人身之常理。风寒暑湿，饥饱劳逸，皆各是邪。非独鬼气疫疠者矣。本条"邪"字，得此言而始明矣。"

先兄曰："卢文弨《钟山札记》，详辨'槃'字，宜参。"

夫病痼疾，加以卒病。

按：《说文》："痼，久病也。"汲古阁刊宋本，作"痞"，讹。又《金鉴》所引赵注，二注本以为周氏。

师曰：五脏病各有得者愈。

按： 尤氏引《脏气法时论》《宣明五气篇》《五味篇》为征，宜参。又成氏注《厥阴篇》"除中"条曰："若胃气绝，得面则必发热。若不发热者，胃气尚在也。恐是寒极变热，因暴热来而复去，使之能食，非除中也"。《金匮要略》云："病患素不能食，而反暴思之，必发热。"是成氏既以"思"字作"食"义看。

夫诸病在脏。

按： 此条猪苓汤，不过姑假之以备隅反。徐、沈、朱，附出其方，深误。

〔余述〕此篇，仲景揭示辨证处治之总例，而其最紧要。在首章与第二章，今深绎其意，则寓有三义。盖人之有身，以脏腑为之主宰。故论理疾病，必始自脏腑，实为轩岐相传之学。故仲景举之于首，以为后人模范。其义一也。病之大体，不过二端，曰内伤，曰外感，是已。首章所主在内伤，次章所主在外感，两相对列，使人知病之不出二端，其义二也。治病之要，不过防微；渴穿斗铸，先圣所戒。是以首章举治未病，而次条亦曰"未流传腑脏"，即医治之。曰："勿令九窍闭塞。"皆示见微得过之意，其义三也。此三义者，岂可不谓非医家入学之门径乎？其他诸条，辨色、辨声、辨气息、辨色脉应否？辨脉之先后，诊察之法尽矣。病有起于急遽者，吉凶不可不察。内因之病，皆有数目；外感之疾，各有法度。五脏之病，有所得，有所恶，亦辨证之纲领也。如：夫天气消长，人身亦应之，则其理不得不讲也。施治之法，先示防微，又示浅深之有别。又论病之表里新久，必有先后之序。而篇末一章，发攻导诸剂之秘焉。夫然后辨证处治之例，无出于此篇范围之外，则此篇者，真医家之大经大法也。

痉湿暍病脉证第二 _{俞本，"证"下，有"治"字，是。}

论一首　脉证十二条_{当作十六条。}　方十一首

太阳病，发热无汗。

太阳病，发热汗出。

按："反恶寒"，钱注竟属牵强。盖"反"是"而"字讹。《千金翼》可以征焉。《千金翼》作"而反恶寒"，窃想"反"字，后人从《本经》所补入。不恶寒，诸注亦不确。《巢源》无"不"字，林亿等校《伤寒论》及《总病论》，并既引证之，为是。要之，此二证俱有恶寒，惟须以无汗与汗出为表实、表虚之分，不系恶寒、不恶寒也。栝蒌桂枝汤条曰："太阳病其证备。"亦可以征。

又按：赵氏曰："柔痉者，非不强也。但刚痉强而有力，柔痉强而无力为异尔。"此《金鉴》所本。又《圣惠方》曰："阳痉即易瘥，阴痉即难瘥。"又曰："柴胡散，治伤寒阴痉，闭目仰面。石膏散，治伤寒阳痉，通身热仰目。此解惑论所本。"先兄曰："《曲礼》'刚曰、柔曰'，即阴阳之义。"

太阳病，发热脉沉而细者。

按：脉沉而细，徐钱以为痉病正脉。然则"细"是"紧细"之细，非"微细"之细。而痉之必难治。程鉴等以为痉见此脉者，气少之候，故难治。

夫风病，下之则痉。

按：风病，犹言风家。不过与前条均言太阳病。

疮家，虽身疼痛，不可发汗。

按：疮家，谓金疮家。"疮"，古作"创"，说详于《伤寒论述义》中。盖身疼痛，本麻黄汤所主。如金疮家，躯壳血乏，纵得伤寒，倘发其汗，则筋脉益燥，遂为痉病也。此与破伤风之邪入自疮口者，其机稍异。

又按：以上三条，言痉病所由。《医通》每处一方，非是。

病者，身热足寒，颈项强急。 _{原注"淐淐"字，赵本不复。}

张锡驹曰："颈项强急，则不能转舒而动摇，故独头面摇也。"成氏曰：

"卒口噤，皆不常噤也，有时而缓。"

按： 此条诸证，皆是系于邪著筋脉，风热上扇之所致。诸注"强"为解事，不必然。又轩村宁熙曰："若发其汗以下十七字，盖湿病中之文，今错在此也。此说似是。"

暴腹胀大者，为欲解。

〔徐〕痉家之脉，总不离于沉紧。今之伏弦，亦沉紧类耳。

按：" 如故"二字难解。王肯堂曰："此'痉'字，恐当作'死'字，非是。"

夫痉脉，按之紧如弦。

按： 转筋篇，转筋之为病，其人臂脚直，脉上下行微弦。

太阳病其证备，身体强几几然。

〔徐〕太阳病其证备者，身热头痛汗出也。

〔程〕太阳病其证备，言头痛项强，发热恶风寒具见也。

按： 太阳证备，尤引赵氏，其说近迂，徐程为稳。脉反沉迟者，与桂枝加芍药生姜人参新加汤证，殆同其辙。

又按： 栝蒌桂枝汤，为柔痉初治之方。先教谕别有《痉病论》曰："刚痉表证，与葛根汤。入胃者，承气汤。柔痉表证，与栝蒌桂枝汤。倘里气亦虚者，桂枝加附子汤、芍药甘草附子汤、真武汤、活人附术散、圣济附子散之属。理所宜然。亡血产后，阳盛阴虚，或有不中与附子者，乃参归汤、人参建中汤。及景岳滋补数方，当采择而用焉。"又沈氏曰："有竹叶汤加附子，以治产后颈项强，乃阳虚湿盛之痉。此言不核，然其方可借为柔痉里虚之治。"

栝蒌桂枝汤方 按三升下，似脱"去滓"二字。

太阳病，无汗而小便反少。

按： 无汗则津液内多，小便当利。而反少者，以其人津燥之故。尤注谬矣。

痉为病，胸满口噤，卧不著席。

按：《千金方》曰："诸反张，大人脊下容侧手，小儿容三指者，不可复治也。"此庞氏所据。沈氏曰:"大承气汤,或见内实,原有疏解。非为攻下而设。"尤氏曰:"此痉病之属阳明瘀热者,然无燥实见证。自宜涤热,而勿荡实。乃不用调胃,而用大承气者,岂病深热极,非此不能治欤?然曰可与,则犹有斟酌之意,用者慎之。"朱氏曰:"急与大承气,以下其热实,则枳朴硝黄,未始非涤热生津除热之神品也,并与《金鉴》相发。"

又按:汪机《医学原理》曰:"痉病,方书皆谓感受风湿而致,多用风药。予细详之,恐仍未备。当作气血内虚,外邪干之所致。盖人百骸九窍,必本气血荣养,始能运动。"观《内经》"足得血而能步,掌得血而能握,目得血而能视"等文可见,盖筋脉无血荣养,则强直不能运动,痉病之证是也。但因有数者不同,是以有气虚不能引导津血,以养筋脉而致者;有津血不足,无以荣养筋脉而致者;有因痰火塞窒经隧,以致津血不荣者;有因真元本虚,六淫之邪乘袭,致血不荣养者。虽有数因不同,其于津血有亏,无以滋荣经脉则一。详先哲谓汗下过多,及病后产后,与大耗精耗血之病,皆能作痉,其意可见。学人不可力执《局方》,专用风药而疗,在乎分因用药可也。以上汪说,盖辨痉之非湿,此为蓝本,其见甚卓。惜强分头绪,稍属多事。如张介宾专以内因论,似不熟绎经文者,则又逊于汪氏一等矣。

又按:柯氏曰:"夫痉之始也,本非正病,必夹杂于他病之中,此说殆佳。盖其人本有某故,而营血内乏;或外感误治,而亡其津液;俱使邪火就燥,以著筋脉,遂为劲急也。太阳病发汗太多,风病误汗下,疮家过汗,皆是痉之所因。而并产后发痉观之,则其非径得之者,可以见矣。其证必备表候,而冠以太阳病,则外邪所触而致者,亦可以知矣。

太阳病,关节疼痛而烦。《玉函》《脉经》,"细"作"缓"。《活人书》注曰:"脉细者,非也。此名以下,徐、沈、朱,作此名。"中湿"亦曰"湿痹",其候云,非是。

按:湿病有挟风寒者,今此证则纯于湿者,故举为湿病之首。先后篇所谓湿流关节,是也。成氏既引此句以为解。此条,尤氏注甚核。盖湿邪不藉风寒,则更易濡滞,势必趋里,是以治法不事驱表,但利其小便,则外湿亦随消除也。"烦"字,钱注为当。或以为心烦者,误矣。"大便反快"句,诸注未妥。愚意快者,快调和平之谓。言小便不利者,津液偏渗大肠,法当濡泻。而今湿邪壅闭,水气内郁,不敢漏泄。故使大便反如平也。注家多以"濡泻"解"快"字,然泻利数行,岂得云之快?且小便不利者,势必泻利,则不宜下。"反"字,故知前注之非。

顾如此证，绸缪失治，必变遍身浮肿。

又按： 成氏曰："痹，痛也。因其关节烦疼，而名曰湿痹，非脚气之痹也。"此说本于许氏《说文》。又魏氏曰："湿气不孤行，必附于别气，非风则寒。今感人而关节疼痛，知附丁寒者多，而为病丁太阳者同也，非是。"又黄仲理于此证拟方曰："甘草附子汤、麻黄连翘赤小豆汤，并不确。"

湿家之为病，一身尽疼。

〔尤〕湿外盛者，其阳必内郁。湿外盛为身疼，阳内郁则发热。热与湿合，交蒸互郁，则身色如熏黄。熏者，如烟之熏，色黄而晦，湿气沉滞故也。若热黄则黄而明，所谓身黄如橘子色也。

按： 此证亦纯于湿者。郭氏《补亡论》曰："宜五苓散。然其病属外，殆是麻黄连翘赤小豆汤所宜也。"宜以《伤寒论述义》湿热条相参。《巢源·风黄候》曰："凡人先患风湿，复遇冷气相搏，则举身疼痛，发热而体黄也。又有风黄胆候，并是别证。"

湿家，其人但头汗出。"胸上"，赵作"胸中"。

〔尤〕寒湿居表，阳气不得外通，而但上越，为头汗出。

〔朱〕背强恶寒者，以背皆阳经所主，为湿所痹也。

〔魏〕欲得被覆向火，恶寒之甚矣。

按： 此湿郁之甚者，医者误下，以为坏证。哕与小便不利，亦为下冷之验；胸满亦为上热之征。舌上如胎，注家多于"如"字费解。然"胎"本"苔"字，以气液蒸酿，积于舌上，恰如苔藓之布铺地面，故云如苔。或省云舌上苔，后人改从肉旁，而注家不知其本义，遂至牵凑为说。特成氏曰："使舌上生白苔滑也，其意可见焉。"或曰："《说文》：'菭，水衣也'。舌胎之苔，为炽煤之炽，看却觉衬著。《说文》：'炱，灰炱煤也。'"段氏曰："通俗文云：'积烟曰炱煤'。《玉篇》云：'炱煤，烟尘也'。盖舌胎自薄而浓，自白而黄而黑，有积烟之象，故以名之。一说：谓舌胎多因热而生，故从火为正者，凿矣"。《甲乙经》："石门，一名丹田，在脐下二寸，任脉气所发。盖此所云，泛称下焦，与关元同例。"关元，见《厥阴篇》《水气篇》《妇人杂病篇》。《太阳下编》五苓散条曰："其人渴而口燥烦，亦同语例。"

湿家下之，额上汗出。

〔徐〕虽仲景有"下之早则哕"句，似乎太早不可，而后则可下也。不知此为头汗而表未解者，虑其有内入之事。表邪内入，则可下矣。非言治湿可下也。

风湿相搏，一身尽疼痛。

按：朱氏曰："以见此证宜桂枝加术汤，而非麻黄汤之任。值天阴雨旬，更示人因时变通意，此说不必。盖此条示风湿取汗之例，不宜拟定一方。"

《此事难知》曰："服解药而去沉困，只头痛目闷，是知湿去而风不去，则欲解也。若风去而湿不去则不解。何以然？风则高，湿则下而入里也"。

按：此说不了。

湿家病，身疼发热，面黄而喘。

成氏曰："病有浅深，证有中外，此则湿邪浅者也。"何以言之？湿家不云关节烦疼，而云身上疼痛，是湿气不流关节，而外客肌表也。不云发热身似熏黄，复云发热面黄而喘，是湿不干于脾，而薄于上焦也。阴受湿气，则湿邪为深。今头痛鼻塞而烦，是湿客于阳，而不客于阴也。湿家之脉当沉细，为湿气内流。脉大者阳也，则湿不内流，而外在表也。又以自能饮食，胸腹别无满痞，为腹中和无病。知其湿气微浅，内药鼻中，以宣泄头中寒湿。

按：《本事方》载有本证、治验二则，并用瓜蒂散，宜参。

湿家身烦疼，可与麻黄加术汤。

按：此条乃证以方略者也。今就其方考之，是风湿之属表实者，发热恶寒无汗，其脉浮紧，可推而知矣。故以麻黄汤，发散郁邪，加术以驱表湿。此方之术，宜用苍术，非逐里湿也。盖仲景分风湿太阳病，以为三等，亦犹风寒之例。又黎居士《简易方》，以此证为寒湿，恐不然。

麻黄加术汤方 《类聚方》，甘草一两。

病者一身尽疼，发热日晡所剧者。

按：发热日晡所剧者，以湿为阴邪，故得阴时而加甚也。盖此证，湿邪滞著稍深，而其表则实，故于麻黄汤中，增损以治之。亦犹伤寒有葛根汤之例。

风湿，脉浮身重，汗出恶风者。

按：此风湿之表虚者，亦犹桂枝汤之例。故嫌麻黄之峻，其不用阳旦者，岂以芍药之涩乎？防己黄芪汤，注家以为实卫渗湿之剂，此殊不然。防己，皮水有防己茯苓汤。而陶隐居曰："是疗风水家要药尔。然则亦是系逐表湿之品。"黄芪，但黄芪建中汤治里虚。其他如黄芪桂枝五物汤、乌头汤、芪芍桂酒汤、桂枝加黄芪汤，皆用治湿着。盖托阳排结，于濡滞之邪，适然相对矣。术之驱外湿，既如前述，况方后曰："服后当如虫行皮中。"曰："令微汗瘥，则知此方为风湿家解肌之治，而非渗利之剂也。"明矣。

防己黄芪汤方方后"如冰"，赵原刻作"犹冰"。

伤寒八九日，风湿相搏。

〔周〕伤寒至八九日，亦云久矣。既不传经，复不入腑者，因风湿持之也。

按："风湿相搏"句，当与"八九日"字易位看。《金鉴》本于沈氏，以为风湿之病，得之伤寒八九日，非是。

白术附子汤方

〔朱〕如冒状者，正气鼓动，水气亦随而动。正邪相搏，未得遽胜之象。所谓与术附并走也。

按：此方亦系于发表，既详之《伤寒论述义》中，兹不复赘。

风湿相搏，骨节疼烦。

〔鉴〕汗出短气，恶风不欲去衣，皆风邪壅盛也。小便不利，湿内蓄也。

〔尤〕此亦湿胜阳微之证，其治亦不出助阳散湿之法。云：得微汗则解者，非正发汗也，阳复而阴自解耳。

按：伤寒表证，大端有二：曰太阳病，曰少阴病直中。顾湿家亦不过如此。盖其太阳证治，麻黄加术汤等条，是已。如前条及此条，俱系表虚寒证。虽湿邪持久，犹是少阴直中之类。而桂枝附子汤、术附汤、甘草附子汤，亦犹麻黄附子细辛甘草二汤及附子汤之例矣。尤氏于治湿诸方有总义，殊欠核当，仍不录。

甘草附子汤方

《圣济》附子汤，治中风四肢挛急，身体沉重，骨节烦疼。

即本方，姜枣同煎。

《百一选方》史氏白术散，治腰痛。

于本方，去甘草，加芍药。

太阳中暍，发热恶寒。 按"数下"之"数"字，非误即衍。

〔赵〕注虽已解过治之失，于当救之道则未明。

按： 注言成氏，予尝思之。此证属阴阳俱虚，脉弦细者，阳虚也。芤迟者，阴虚也。所以温针复损其阴，汗之复损其阳。此证惟宜甘药补正，以解其热尔。即《灵枢》所谓阴阳俱不足，补阳则阴竭，补阴则阳脱。可将以甘药，不可饮以刚剂。

按： 柯氏曰："弦细芤迟，不得连读。言中暑夹寒之脉，或微弱、或弦细、或芤迟，皆是虚脉。盖细与芤不并见。"柯说为是。然此证虽阴阳俱虚，而暑邪缠缘，津液乏燥，且热证亦见迟脉，则谓之夹寒，恐不为当。

《活人书》曰："问中暑何故洒然毛耸恶寒？答曰：'经云：四时八风之中人也，因有寒暑，寒则皮肤急、腠理闭，暑则皮肤缓、腠理开。开则洒然寒，闭则热而闷。'近人多不明中暑，或作热病法治之，复用温热药，必致发黄斑出，更为蓄血。尤宜戒之。"

按： 先兄曰："郑玄《易通卦验注》太阳脉，起足少指端，至前两板齿。"云岐子《伤寒保命集》曰："口开前板齿干燥者，牙乃骨之精。今燥者，骨热也。此说近凿。"又沈氏曰："当以辛凉解表，甘寒清里。即后人所用香薷散之类。"亦非是。盖此证清凉如黄连石膏之类，渗利如五苓之类，温中如大顺散之类，俱非所适。但香薷实解暑之圣药，或加一味于润补方中，如黄芪汤、生脉散之类，未必不为佳。

太阳中热者，暍是也。

按： 此条与前条即中暍虚实之别，而暍证之理，无出于此二端。徐氏注上条曰："此即洁古所谓静而得之，为中暑，为阴证也。"注此条曰："动而得之，为中热，为阳证也。误矣。"洁古所谓中暑，即夏月伤凉之病。张介宾名为阴暑。虽俱名曰暑，其实非暑邪也。又《热论》所谓病暑者，亦是伤寒。以时而异其名耳，不可援以注本经也。

又按：《山海经》："北嚣之山，鸟名鸺鹠，食之已暍。"《庄子·杂篇·则阳》曰："夫冻者假衣于春，暍者反冬乎冷风。"又方氏曰："暍，伤暑也。"《史记》："禹扇暍。"《淮南子》"武王荫暍人于樾下，左拥而右扇之。"是也。

太阳中暍，身热疼重，而脉微弱。

按：赵氏、周氏有中暍统论。欠核，不录。

云岐子《伤寒保命集》曰："太阳中暍者，身热而烦，汗欲出，反饮冷水，灌之汗不能出，水行皮中，而脉微弱，表有水也，当发其汗，宜升麻汤。升麻、葛根、芍药、甘草。各一两，上锉细。每服一两，水三盏煎服。

〔余述〕仲景之以痉湿暍，合为一篇，厥有旨哉！夫天之气，风、寒、暑、湿、燥也。其令之有愆，与人之有虚，皆相感为病。而风寒二气，伤人最伙。故著《伤寒论》，以尽其理。而他气之伤人，自表而入者，举之于《杂病论》，此篇即是也。然则宜云燥湿暍，而除燥不言者，何也？盖燥之一气，为秋之令，而未见其伤人如风寒暑湿者，是论之所以不及此也。《内经》言秋伤于湿，而不言秋伤于燥，又言燥胜则干者，亦非秋燥之谓。而所谓燥湿寒暑者，是地之燥湿，而非天气之燥湿。后世有燥疫及秋燥病等说，要是门外揣摩，不足信也。但痉则以内燥，而招外邪。然其情机，则稍异于风寒，故与湿暍为篇，益足以知秋燥之不为病矣。且夫痉也，湿也，暍也。其脉因证治，纤悉具备如此。则知殆是仲景之旧面，而非后人所节略矣。

百合狐惑阴阳毒病证治第三 徐、鉴，作"脉证并治"，宜从。

论一首　证三条 按当二条。　方十二首

论曰：百合病者，百脉一宗，悉致其病也。 默然，周作"默默然"。

〔赵〕言其百脉者，举夫数之众多也，犹言百骸尔。

〔程〕经脉十二，络脉三百六十五，此缘大病后，真阳已虚，余热未尽。周身百脉俱病，是为百脉一宗，悉致其病也。

按：《巢源》《千金》并曰："百合病者，谓无经络句。百脉一宗，悉致病也。盖无经络者，谓无经脉络脉之别。宗，犹同姓为宗之宗。一宗，犹言一齐。注家或以为"朝宗"之"宗"，或以为"宗尊"之"宗"者，俱失

其义。"

又按： 此病，赵氏以为热蓄不散，积则毒生，而伤其血所致。与《内经》解亦证无少异，又与劳瘵同形状。其说甚长。考郭氏《伤寒补亡论》曰："此证，又与《素问》所谓'解㑊'者相类。"王氏《医垒元戎》举王冰《平人气象论》"解㑊"注曰："惟百合一证，与此比比相若，并是赵氏所本。要之，赵说太谬，又《吴医汇讲》："有陶宗暄百合病赘言，谓为心神涣散证，亦非是。"

百合病，发汗后者。

郭氏辨《千金》有"更发"字曰："其意谓百合本病，汗下吐之后而更发。非伤寒，汗下吐之后，变成百合病也。反似百合病中，治劳复之伤，而不见正行汗下吐百合病之药。"于义未甚安。恐因数百年间，传录校正，误有增加。非孙氏之本文。故《活人书》只用《金匮》本文，不用《千金》增加"更发"等字。而庞氏直改其语云："治汗后百合病，治下后百合病，治吐后百合病，尤使人不疑也。"

百合知母汤方 按此方，与后三方，服法中用"煎"字。盖系后人所改，《外台》作"煮"字，宜从。

按： 先兄曰："宋吴曾能《改斋漫录》曰：'王原叔内翰云：医药治病，或以意类取。'至如百合治病，似取其名。呕血用胭脂红花，似取其色。淋沥滞结，则以灯心木通，似取其类。意类相假，变化感通，不可不知其旨也。"此说与魏意稍近。又朱氏《格致余论》曰："本草，药之命名，以能而名者。百合、当归、升麻、防风、滑石之类，是也。此说慎[①]矣。"

《吴医汇讲》王绳林曰："古方惟百合汤。用百合七只，配水三升。顷，友人言。吾苏阳山澄照寺前，一片地上，天然自产百合，仅如钱大，煮之清香绝胜，疗病极效。可知百合入药者，以小为贵耳。"

按：《本草嘉祐》新补"泉水条"云："久服，却温调中，下热气，利小便。可见其有泻阳之功矣。"

百合病，不经吐下发汗。

先兄曰："如初，言患状迁延，不与初时异也。鉴说恐非。"

---

① 慎：同"颠"，颠倒，错乱。

栝蒌牡蛎散方 牡蛎，熬。周本，"熬"作"煅"。

狐惑之为病，状如伤寒。《辑义》脱"其面目"之"目"，宜补。《脉经》"状作其气为狐"下有"狐惑之病并"五字。

按： 下疳多止前阴，牙疳不必及咽喉。《金鉴》未为当。

蚀于下部则咽干。《脉经》作"蚀于下部，苦参汤淹洗之"。

蚀于肛者。 "薰"，诸本，作"熏"，宜从。"黄"下，周有"散"字。

按： 猪苓散，《图经》引张仲景。《本草》原文，"茯苓"下有"术"字。"水"字上有"与"字。《辑义》并系刊脱，宜补。

病者脉数，无热，微烦。

先兄曰："总病论，以此为狐惑证。"弟子稻叶元熙曰："《脉经》《千金》亦编入于狐惑中。"

按： 朱氏曰："按此证若未成脓，必不能食，亦必另用清热托毒方法。凡治疮疡之理皆然。""无热"，"无"字疑误，当是"发热"也。此说似是。然据《疮痈篇》，"无"字不改而义通。

赤小豆当归散方 周本，当归十两。

按： 浆水，详开于《伤寒论述义》"瘥后劳复"中，兹不复赘。

阳毒之为病。《脉经》作"阳毒为病，身重腰背痛，烦闷不安，狂言，或走见鬼，或吐血下痢。其脉浮大数，面赤斑斑如锦纹，喉咽痛唾脓血。五日可治，至七日不可治也。有伤寒一二日便成阳毒，或服药吐下后，变成阳毒，升麻汤主之。"

阴毒之为病。《脉经》作"阴毒为病，身重背强，腹中绞痛，咽喉不利。毒气攻心，心下坚强，短气不得息，呕逆，唇青面黑，四肢厥冷。其脉沉细紧数，身如被打。五六日可治，至七日不可治也。或伤寒初病一二日，便结成阴毒。或服药六七日以上至十日，变成阴毒，甘草汤主之"。

升麻鳖甲汤方 今本《肘后》《千金》，疗阴毒，有蜀椒，与原注合。周本，当归二两，再服取汗。"取"字，辑义偶脱，宜补。

郭氏曰："升麻甘草二汤，观其用药，性甚缓。然诸家必先用之者，以古人治阴阳二毒者，惟此二汤。故须用之以去其毒势，而后辅之以他药也。"

〔余述〕百合、狐惑、阴阳毒三病，考之《巢源》《千金》，多系伤寒后所变，此其所以合为一篇欤。但百合狐惑，注家或谓在后世为某病。然其说竟属牵凑，实不能知其为何证。如阳毒、阴毒，就唐宋诸书考之，则殆是三阳合病，与少阴直中之类。然仲景不举之《伤寒论》中，则知是别一种证，而亦未明其为今之某病也。然则三病也者，古特有而今绝无者耳。痘疹创于东汉，脚气盛于晋唐。风会变迁，理之所然，庸讵疑于古今之有异乎。

疟病脉证并治第四

证二条 按此上，当脱"脉"字。　方六首

师曰：疟脉自弦。《外台》"师曰"上有"辨疟脉"三字，"可温之"，作"温药已"。《脉经》"弦紧者"，作"若脉紧数者"，宋本《外台》亦作"数紧"，《巢源》作"脉数而紧者"。《外台》"可吐之"，作"吐之。瘥"。"弦数"上有"脉"字。"消息止之"，作"消息之"。

按：此条就脉候以示疟病证治之纲领。盖疟是半表半里之病，其有表里证，亦少阳病邪之所派及，不比伤寒太阳阳明之情机，故其汗吐下亦与伤寒之治例不同。所言弦数者多热，即白虎加桂枝汤，柴胡去半夏加栝蒌汤证也。弦小紧者，下之瘥，鳖甲煎丸是也。弦迟者可温之，柴胡桂枝干姜汤是也。弦紧者，可发汗，牡蛎汤是也。浮大者，可吐之，蜀漆散是也。疗疟之法，实不能出于此数件矣。程氏谓不可考者，恐不然也。又《刺疟篇》曰："疟脉小实急，灸胫少阴。"又按：弦数者，风发也，以饮食消息止之。《外台》无"止"字，似义稍长。《巢源》载本条，无此二句，有"凡疟先发如食顷，乃可以治之。过之则失时"十七字，本是《刺疟篇》文。

又按：《外台》引此条后有一条，云："又辨疟，岁岁发，至三岁发，连日发不解者，以胁下有痞也，疗之不得攻其痞，但虚其津液，先其时发汗，其服汤已。先小寒者，渐引衣自覆汗出，小便利则愈。疟者，病患形瘦，皮上必粟起。"《巢源》《千金》亦有此条。《千金》"连日"上有"或"字。《巢源》文少异，末截，作"夫疟其人，形瘦，皮必栗"。

病疟以月一日发。《外台》"病"上有"问"字。其，作"期"。《类聚》圆，作"丸"，下并同。

鳖甲煎圆方《外台》"乌扇"下，无"烧"字。葶苈二分，石韦二分，无"去毛"字，"浓朴三分"下有"炙"字。"牡丹"下无"去心"字。"半夏一分"下有"洗"字。蜣螂，"熬"，作"炙"。桃仁，作三分，去皮尖，熬。"灰"字，并作"土"字。"一斛五斗"，作"一斛五升"。按古方所言分者，系裁分之分，非六铢为分之分。此方鳖甲，《千金》注，作"三两，而锻灶下灰，与清酒，俱有定量"。则他药以分称者，盖后人所妄改。其三分者，宜作十八铢。六分，宜作一两十二铢。五分，宜作一两六铢。一分，宜作六铢。二分，宜作十二铢。四分，宜作一两。始合古义。又《辑义》石韦、紫威，从草，是书误，笔手。

按：弟子山内虑曰："此方逐血之品特多者，以疟至久则血道涩滞，与邪搏结。"杨仁斋"有疟有水有血，当以常山、草果、槟榔、青皮、乌梅、甘草作剂，加五灵脂、桃仁为佐"之说，其意可见矣。此说为是。此方，盖崔氏所谓羁縻攻之者。见《外台·癥瘕》中。注家以为急治，恐误。又《本草》"鼠妇"条，《图经》云："张仲景主久疟大鳖甲丸中使之，以其主寒热也。"又"芒硝"条，陶隐居引皇甫士安解散硝石《大凡》说云："硝石，三月采于赤山。"《圣济》鳖肉煎丸主证同，不用鳖甲。以生鳖肉半斤，治如食法。去紫威、蜂窠、赤硝，加海藻、紫菀、大戟，各一分。余药亦皆一分。桑螵蛸一两，修制与本方同。

师曰：阴气孤绝。《外台》引"师曰"上有"辨疟病"三字。"则热而"，作"而脉微者其候必"七字。"肌"，作"脱"。《类聚》亦作"脱"。

温疟者，其脉如平。《脉经》作"疟但见热者，温疟也。其脉平，身无寒但热，骨节疼烦，时呕，朝发暮解，暮发朝解，名曰温疟，白虎加桂枝汤主之"。《巢源》曰："夫病疟六七日，但见热者，温疟矣。"又《千金》《外台》，文互有异，今不繁载。

按：《内经》以先热后寒为温疟，仲景则以无寒但热为温疟，稍与上条"瘅疟"相近。盖是别发一义者，不宜援《内经》温疟为说矣。《内经》称"冬伤于寒，春必温病。"而仲景则曰："太阳病，发热而渴，不恶寒者，为温病。"知是温疟之温，与温病之温，实同其义。详论于《伤寒论述义》中。疟邪本在少阳，故时呕。此证则热邪熏胃者为甚，故身无寒但热，更就骨节疼烦视之，则犹有表邪在，故加桂枝于白虎汤中，以兼治表里。此证，白虎清凉，而少阳之邪亦解，犹三阳合病用白虎之例。但其脉如平，诸注未莹。愚亦未曾遇此病，末由知其理，存而阙疑已。

疟多寒者，名曰牡疟。 宋本《外台》，作"牡疟"，下蜀漆散同。盖其作"牝"者，程衍道所意改，存考。

蜀漆散方 《外台》引作"蜀漆，洗去腥，云母，龙骨，上三味等份，捣筛为散。先未发前一炊，以清酢浆水和半钱服。临发时，更服一钱。温疟者，加蜀漆半分。云母，炭火烧之三日三夜，用"。按《外台》似是。《千金》"一炊"下有"顷"字。

按： 云母、龙骨性用，注家所说，似未明晰。考之《本草》，亦未见有治疟之能。窃以为此二味及牡蛎，俱有解水结之功，故与蜀漆相配，能豁疟痰也。《肘后方》曰："老疟久不断也，末龙骨方寸匕。先发一时，以酒一升半，煮三沸，及热尽服。温覆取汗，便即效。"《千金翼》曰："疗痰饮头痛，往来寒热方。常山一两，云母粉二两，上二味为散，熟汤服方寸匕。吐之，止。若吐不尽，更服。并与此方，其意相似。"又《刺疟篇》次注曰："先其发时，真邪异居，波陇不起，故可治。过时则真邪相合，攻之则反伤真气。故曰失时，盖得此说。而此方服法，义益明矣。"《辑义》所引《得效方》文，本出《三因方》。丹溪《纂要》文，本出《保命集》。

附 外台秘要方

牡蛎汤 《外台》"甘草炙，上四味，切，以水先洗蜀漆三遍，去腥，以水八升，煮蜀漆及麻黄，去沫，取六升，内二物。更煎取二升，去滓，温服一升。即吐，勿更服则愈"。

按： 此方吐而兼汗者，张戴人法，间有此类。然愚尝用治疟夜间发及热甚无汗者，服后不吐而汗，稍稍邪解就愈。尤氏以谓外攻之力较猛者，信矣。

柴胡去半夏加栝楼汤 《外台》"甘草"下有"炙"字。"生姜三两"。"大枣"下有"擘"字。"七味"下有"切"字。再，作"更"。"日二服"，作"日三"。《千金》名柴胡栝蒌汤，用柴胡三两，大枣二十枚。讹。

柴胡桂枝干姜汤 原注"如热"，是"如神"，讹。

按： 此方，宋人取而附此，盖有所据也。今依治疟，如神之言，殆不虚诬。《太阳下编》所用，系于太少并病而兼饮结者，如此条，徐注为核。本于赵氏。然疟有痰澼积聚，许仁则既有其说。则此所用，亦为兼治饮结者，盖其趣似异而实同者也。

中风历节病脉证并治第五

论一首 脉证三条三，疑"七"讹 方十二首

夫风之为病，当半身不遂。

按：凡形骸一节之气，闭而不仁者，皆谓之痹。今止云臂者，盖举一隅尔。

寸口脉浮而紧。

按：《痹论》曰："皮肤不营，故为不仁。"次注曰："不仁者，皮顽不知有无也。"《诊要经终论》次注曰："不仁，谓不知善恶。"又成氏注《平脉法》曰："仁者，柔也。不仁者，言不柔和也。为寒热痛痒，俱不觉知者也。"又曰："不仁者，强直而无觉也。"成说不确。当与《血痹篇》及《素问识》《诊要经终论》《血气形志篇》互参。

又按：徐氏曰："至入腑，腑邪必归于胃，胃为六腑之总司也。于是风入胃中，胃热必盛，蒸其津液，结为痰涎。气壅隧道，胃之支脉络心者，才有壅塞。即堵其神气出入之窍，故不识人。以上《医门法律》文。试观俗做陈搏，按住颈间两人迎脉气，即壅逆不识人。人迎者，胃脉也，则不识人之由胃气壅。不信然哉，此说或有理。盖入腑入脏，其证似轻重相错，然细绎其理。不识人者，一时昏塞，暂时醒省，即卒中闭证之谓。舌难言，口吐涎者，其病深固。必心神不收，百治难效者也。

侯氏黑散 俞本《类聚》"曰能"，作"自能"。

寸口脉迟而缓。

按："营缓、卫缓"二句，是双关文法。上句是客词，下句是主词，对举以为荣虚、卫虚之辨。"缓"字承上文，犹言虚。《太阳下编》"紧反入里"。"紧"字，指邪而言，是同语例。荣缓，言尺中缓者荣必虚。卫缓，言寸口缓者卫必虚。卫虚故中风也。"荣缓"一句，本不干中风。而注家牵合为说，未免舛错。

风引汤，除热瘫痫。 牡蛎各三两，原本，诸本，作"二两"，当改。

张氏《千金方衍义》曰："风引者，风淫末疾，而四肢引动也。"

按：《本草衍义》作"治风热瘛疭，及惊痫瘛疭"。《幼幼新书》作"除热去癫痫"。《辑义》"癫"字，偶讹作"瘫"。《医垒元戎》作"除热癫痫"。

又按：尤氏以此方为猛剂，然其药不过大黄、石膏等。而仅用三指撮，则固无须顾虑矣。三指撮，即方寸匕余。《素问·识病能论》下引陶氏序例以证之。

《千金》治少小壮热，渴引饮下痢，龙骨汤方。

于本方，去干姜、牡蛎、滑石、白石脂、紫石英，加栝楼根。各二两 治下筛，以酒水各五合。煮散二合二沸，去滓，量儿大小服之。按：二合，疑，宜复审。

防己地黄汤 甘草一分，赵本，作"二钱"。类聚，作"二分"。

按：据《千金·风眩门》，此系徐嗣伯方。

寸口脉沉而弱，沉即主骨，弱即主筋。

按：此条不言痛者，盖省文也。如水伤心，注家就心主汗为解。然汗出入水中，恐不遽伤及心。且历节是筋骨间病，固不干心脏。仍疑"心"字有讹。或曰："心主血脉，伤心，犹言伤血脉。"亦属臆说。

又按：历节、黄汗之辨，尤氏为确。徐氏曰："黄汗重在肿，历节重在痛，亦是。徐更有详说，欠核。今更审之，曰黄汗出，曰肢节疼痛，曰发热，皆是二病所俱有。然历节之黄汗，特在痛处。曰"历节黄汗出"，是。黄汗之汗，洽于周身。曰"汗沾衣，色正黄如柏汁"，是。历节之肿，多止下部。曰"脚肿如脱"，曰"独足肿大"，是。黄汗之肿，及于遍体。曰"四肢头面肿"，曰"身肿"，是。历节之痛，转历诸节。其名可证。黄汗之痛，必不转历。曰"骨节疼痛"，曰"腰髋弛痛"，曰"身疼重"，是。且其胸中窒如痛，久不愈必致痈肿等证。实黄汗之所独，而历节则无此瘀郁之态也。但近时未见黄汗病，亦未见历节有黄汗出者，姑就文义而论之已。

诸肢节疼痛，身体魁羸。《脉经》作"魁瘰"。《类聚》同《辑义》，"魁"讹"瘣"。赵原刻，作"魁"。

按：魁羸，恐以"魁瘰"为是。《尔雅》："枹遒，木魁瘣。"注："谓树木丛生，根枝节目，盘结魂磊。"《释文》："瘣，郭。卢罪反。"邢昺曰："魁瘣，读若磈磊。"据此，"魁瘰"，加《尔雅》之"魁瘣"，谓疼痛之处，盘结磈磊也，正与病证相协。"磊"，亦作"礌"，见《玉篇》。其义可见耳。窃疑《尔雅》"魁瘣"，或"魁瘰"讹。然前人未言及，附记俟识者。又《玉篇》膕腽肿儿，是"魁瘰"之从肉者，益足以征前说。盖次条亦有"身体羸瘦"。而"魁瘰"字，所不习见。故后人改作"尪羸"，而其本义晦矣。

又按：肢节疼痛，身体魁瘰，脚肿如脱，三证叠言者。亦犹麻黄汤，身疼、腰痛、骨节疼痛之例。且此云脚肿如脱，次条云独足肿大者，言寒湿下注，下部特浮。其久不愈者，往往变为鹤膝风，亦湿滞所致耳。又短气，与甘草附子汤证，短气同机。

《本草·玉石部》陈藏器余云："白师子，主白虎病，向东人呼为历骨风。"政和本，作"江东人呼为历节风"。

桂枝芍药知母汤方

按：赵氏曰："分两多而水少，恐分其服，而非一剂也。"《三因方》云："每服四钱。此说有理。盖此方九味，都三十一两。当今秤十二钱五分八厘八毫，水七升，当今量七合七勺。则当从防风汤改正为顺。"

乌头汤方 原本"屈节"，作"屈伸"，当改。

按：此方比之桂芍知母汤，其力更烈，治历节初起急剧证，功效不可言。黄芪亦以驱湿，说见于前。

矾石汤

按：此方用之脚气，如痿软引日者，或见奏功。冲心之证，岂其所宜。《活人书》称脚气用汤淋洗者，医之大禁。而《景岳全书》详论禁不禁之别，当参。

附　方

古今录验续命汤 《辑义》《外台》"风痱"门，载西州续命汤云云。今更考《外台》，此"西州"二字宜删去。"不识人"，当作"不知人"。

按：此方即大青龙汤变方，而尤氏所谓攻补兼施者已。中风，邪气本轻，但以血气衰弱殊甚，故招其侮。大抵表候为内证所掩，往往使人难于辨认。盖续命汤，发表补虚，对待为方，实为中风正治之剂。而推其立方之旨，则亦足以明中风所因之理。学者岂可不深味乎！如晋唐诸家所增损，其方颇伙，兹不繁载。

千金三黄汤 <small>《千金》此方中"分"字，皆作"铢两"，盖是古式。且"六升"，作"五升"。"三服"，作"二服"。"腹"，作"胀"。"枳实一枚"，作"六铢"。"悸"上有"心字"。"附子"上有"八角"字。</small>

近效方术附汤 <small>《类聚》作"术附子汤"。</small>

按： 前有头风摩散，后人仍附此方，本不干中风也。

崔氏八味丸

按： 前有矾石汤等，故后人附以此方。盖此方证即病邪淹留，痹著少腹者，故从缓治。更有少腹不仁，属冲心之渐者，实非此方所对也。

千金方越婢加术汤 <small>"生姜二两"，当从诸本作"三两"。</small>

按： 此亦以治脚弱而附之也。

血痹虚劳病脉证并治第六

论一首　脉证九条<small>当作"十条"。</small>　方九首<small>当作"十首"</small>

按：《医门法律》曰："虚劳之证，《金匮》叙于'血痹'之下，可见劳则必劳其精血也。"魏氏以为"血痹"当编次于"中风"之后，后人误叙，与"虚劳"同篇。喻氏强牵入虚劳中，可谓刻舟求剑。二说未知何是，程氏稍与喻同意。

问曰：血痹病，从何得之。<small>《圣惠方》"盛重"，作"充盛"。《千金》"溃"，作"涩"。"在"上更有"涩"字。徐曰"小"字上该有"微尺中"三字，此说难从。</small>

按： 历节、血痹，《金鉴》所辨不允。历节有风血相搏，即疼痛如掣文，则可知亦伤及血。血痹有针引阳气文，则可知阳气亦闭矣。又徐、沈、程、周，"并肌肤盛"为句，"重"字接"下"读。魏鉴"重"字连上句，当考。稻叶元熙曰："重因，赵本作'重困'。"似是。贾谊《新书》："民临事而重困，则难为上矣。"《仓公传》："为重困于俞，怂发为疽。"此皆言累困也。

血痹阴阳俱微。

按：《伤寒论》所谓脉之阴阳，皆以部位而言。然此条则自有“寸口”“关上”“尺中”文，故《金鉴》以“浮沉”解之，亦犹六难，阴盛、阳虚、阳盛、阴虚之意。《伤寒论》多称脉阴阳。桂枝汤条，不揭“脉”字。而此无“脉”字，故沈氏以“阴阳营卫俱微”释之。盖此条阴阳，义可两通。故《辑义》并二说而存之。徐曰：“阴阳，寸口人迎也。”尤曰：“阴阳俱微，该人迎、趺阳、太溪为言。”并误。又《圣济》，“尺中”上补“或”字。《三因方》曰：“脉当阴阳俱微，尺中少紧，身体如风痹状。”

黄芪桂枝五物汤方

〔朱〕如桂枝汤本为太阳中风和营卫之要药，兹特去甘草之和缓，而君以黄芪之峻补者，统率桂、芍、姜、枣，由中达外。俾无形之卫气，迅疾来复。有形之营血，渐次鼓荡。则痹可开，而风亦无容留之处矣。

按：此说稍是，然黄芪取之托阳逐邪，不取峻补矣。

夫男子平人，脉大为劳。

《医学纲目》曰：“胗脉浮而大，或大而弦，皆为虚劳者。盖阳盛阴虚之症也，暮多见之。”

男子面色薄者。“重”，赵作“里”，诸本同，宜从。《鉴》曰：“脉浮者，里虚也。”当是衍文，误矣。

按：沈曰：“色乃神之旗，营卫之标。若面色薄者，是白而娇嫩无神，乃气虚不统营血于面也。”此说与魏氏异趣。

男子脉虚沉弦。

〔周〕此为劳伤元气，所以至此，然则仲景即不言治法。自当调以甘药培中土，以益元阳，不待言矣。若舍黄芪建中，又何以为法耶？

按：“无寒热”，又见“短气、吐血、瘀血及妊娠”中，俱言无外邪。《金鉴》恐凿。“瞑”“眩”，通用。后条云：“目眩，然则目瞑，即目眩也。”“男子”字，又出“消渴，及黄胆”中，宜参。

《医学纲目》曰：“诊脉虚微细弦，为虚劳者，盖阴阳俱虚之症也，晨多见之。"

劳之为病，其脉浮大。

〔鉴〕手足烦，即今之虚劳五心烦热。阴虚不能藏阳也，阴寒精自出。即今之虚劳遗精，阴虚不能固守也。酸削不能行，即今之虚劳膝酸削瘦，骨痿不能起于床也。

按：《兰室秘》举此条曰："以黄芪建中汤治之，此亦温之之意也。"

夫失精家，少腹弦急。

按：据《巢源》"脉极虚芤迟"以下，当为一截看。

脉得诸芤动微紧。

先兄曰："芤与微反，动与紧反。盖芤动与微紧，自是二脉。则上文脉大为劳，极虚亦为劳之意"，故下一"诸"字也。按魏氏以为此"上有假热，而下有真寒"者，其说颇辨。然熟绎经文，似不必上热者。

天雄散方

按：此方白术殊多，故徐氏以为中焦阳虚之治。沈氏同 然天雄实为补下之品，则其说恐未核。要之，配合之理，殆为难晰已。又朱氏曰："然使真阴亏损，亡血失精，二方皆非其任矣。须用八味肾气丸法。斯言殆然。"

男子平人，脉虚弱细微者。

〔周〕至盗汗，则阳衰因卫虚，而所虚之卫行于阴。当目瞑之时，无气以庇之，故腠开而汗。若一觉，则行阳之气，复散于表，而汗止矣，故曰盗汗也。夫至盗汗，而其虚可胜道哉。

人年五六十，其病脉大者。

〔魏〕男子平人失精亡血之虚劳，年少而体方柔脆，故易至夭折。年五六十，感邪成痹之虚劳，年老而体已坚硬，故可以终其天年。是虚劳而成痹，终是经络病。虚劳而成失精亡血，则为脏腑病矣。经络病可以引年，脏腑病难于延岁也。此仲景引虚劳之类，以明虚劳也。

按：沈氏曰："虚阳上浮则脉大，营卫不充于躯壳，相循背之经隧，曰痹侠背行。"朱氏曰："大为虚阳外鼓之大，而非真气内实之大也。三阳皆虚，痹而不用。并与尤、魏异义。"

又按：马刀，陶隐居曰："李云：'生江汉中，长六七寸'。"禹锡等谨按《蜀本图经》云："生江湖中，细长小蚌也，长三四寸，阔五六分，侠缨。"《太素》作"侠婴"。杨上善注曰："颈前曰婴也。"《外台》引"婴，作缨"。考段氏注《说文》："缨，冠系也。䫞，颈饰也。婴，绕也。"益知作缨者为是。而侠缨者，侠冠系之谓，即颔骨下际，至人迎两旁也。结缨必于颐下，段氏可考。

脉弦而大，弦则为减，大则为芤。<small>按：此条亦见于"吐衄"中。</small>

按：《玉编》："芤，苦候切。"《集韵》此有"病脉"二字。徐氏脉诀云："按之即无，举之来至，旁实中央空者，名曰芤。"<small>徐氏不知何人，《隋志》有《徐氏脉经》。《崇文书目》有《徐裔指诀》。</small>此本于《脉经》，未为当，宜参先君子撰《脉学辑要》。戴起宗《脉诀刊误》曰"芤，草名，其叶类葱中空"。又《本草纲目》以为"葱"一名，俱未审何据。成氏曰："革者，言其既寒且虚，则气血改革。不循常度。又方氏、尤氏，并有说，俱未妥。"

虚劳里急，悸，衄。

按：此条即虚劳之正证。实属流丧太过，虚火上亢者，筋失所养，故里急。血脉衰乏，故悸。<small>悸，即动筑，验之病者，知其非心动。</small>血随火上，故衄。寒盛于下，故腹中痛。下元不固，而心神不宁，故失精。血道涩滞，故四肢酸疼。<small>犹桂枝加芍药、生姜、人参，新加汤证，身疼痛之理。</small>虚阳外泛，故手足烦热。上焦液枯，故咽干口燥，皆是莫不自阴虚所致。阴虚故不与阳相谐，是以用小建中汤，和调阴阳。盖桂枝汤，营卫均和。而此方则倍芍药，专滋其阴，以配于阳。为虚劳正对之治矣。又徐氏、沈氏及汪缵功所论，颇为精凿，文繁不录，宜阅。<small>汪说，出《吴医汇讲》。</small>

小建中汤方

《肘后》凡男女因积劳虚损，或大病后不复常，若四体沉滞，骨肉疼酸，吸吸少气，行动喘。或小腹拘急，腰背强痛，心中虚悸，咽干唇燥，面体少色。或饮食无味，阴阳废弱，悲忧惨戚，多卧少起，久者积年，轻者才百日，渐至瘦削。五脏气竭，则难可复振，治之汤方。<small>即本方。</small>

劳虚腰痛，少腹拘急。

按：此证阴虚颇重，而无上炎之势，故纯补下元，而无取于建中和谐之法矣。

又按：寇宗奭、朱震亨、王履、李时珍并论此方之理，王、李俱驳寇氏，然寇说似长。今具列于下，以备参考。盖茯苓、泽泻，或引接桂附，以达下焦。如消渴所用，是也。或藉力桂、附，以通水淤，如转胞所用，是也。今如此条，则引接通利，俱兼取之矣。五苓散之桂，或以发表，或以散寒。药与病对，其方则一。而其用有异者，是仲景方法之妙致也。

寇氏《本草衍义》曰："泽泻，其功尤长于行水。张仲景八味丸用之者，亦不过引接桂、附等。归就肾经，别无他意。"朱氏《本草衍义补遗》曰："仲景八味丸，附子为少阴之向导，其补自是地黄。后世因以附子为补，误矣。附子走而不守，取健悍走下之性，以行地黄之滞可致远。亦若乌头、天雄，皆气壮形博，可为下部药之佐。"

李氏《本草纲目》曰："仲景地黄丸，用茯苓、泽泻者，乃取其泻膀胱之邪气，非引接也。古人用补药，必兼泻邪，邪去则补药得力。一辟一阖，此乃玄妙。后世不知此理，专一于补，所以久服必至偏胜之害也。"按此说，本于王氏《溯洄集》，王说文繁不录。

按：先兄绍翁曰："牡丹皮之性，较诸桃人虻蛭，则不唯其力之缓。若单与之，难以溃坚破瘀。盖其为功，唯是行血通经。仍以配于桃仁、大黄，可增除涤之力；合于当归、地黄、阿胶等，能引滋液和血之品；而荣养阴分，故参之补泻之药；未有所碍，复足以赞其不逮矣。"此说能阐前古之秘。

薯蓣圆方

〔尤〕其用薯蓣最多者，以其不寒不热，不燥不滑，兼擅补虚去风之长。故以为君，谓必得正气理，而后风气可去耳。

按：《本草》薯蓣，味甘温，主伤中，补虚羸，除寒热邪气，补中益气力，长肌肉。白字 豆黄卷，别不著其功。然大豆则味甘平，逐水胀，除胃中热痹，伤中淋露。黑字 曲，味甘大暖，疗脏腑中风气，调中下气。新补 白蔹，味苦平，散结气。白字《幼幼新书》养生必用，治风劳气冷百疾。薯蓣丸，并治风眩背拘倦，胸满短气，羸瘦，饮食少，小儿泄利，多汗发热方。

即本方，内不用枣。浓煎枣汤，空心嚼一丸，日午再服。有热人，即丸如桐子大，空心，日午，米饮下二十丸，止于三十丸。

酸枣汤方

按：此方释意，《医通》为优。《辑义》所引"肝虚者"三字剩。《本草》黑字，"酸枣"下云：烦心不得眠，补中益肝气，又茯苓之功。《本草经》称"主惊邪恐悸"。孙真人曰："治心烦闷，及心虚惊悸，安定精神。盖以其质重，亦能镇缒。此方所取，正在于此。"《圣惠》治虚劳烦热，不得眠卧，黄芩散。

于本方，去芎䓖，加黄芩，羚羊角屑。

五劳虚极，羸瘦腹满。

按：此条证即后世所谓劳瘵也。据程注"五劳虚极"一句，是一章题目。羸瘦腹满，不能饮食，是其证候。食伤、忧伤、饮伤、房室伤、饥伤、劳伤，是其所因。盖有一于此诸因，皆足以致经络营卫气伤，而血脉凝积，以致内有干血，遂为五劳虚极。更有肌肤甲错、两目黯黑二证，俱为干血之征。盖其脉数蒸热，亦可概知也。

又按：五劳，言五脏劳。盖忧伤、劳伤，以劳心肝。食伤、饮伤、饥伤，以劳脾。房室伤，以劳肾。而诸劳之极，又必劳肺。且此条所言，不是五劳兼备者。盖言有一所伤，而劳一脏，以致经络营卫气伤，遂为此病。《辑义》引《巢源》"思劳"下，刊脱"心劳"二字。《尔雅》："槸，敫。"注谓："木皮甲错。"《辑义》引《山海经》，文有讹脱，曰"藏羊其脂可以已腊"。注，治体皴，腊，音昔。又《十四难》"损其肝者，缓其中"。滑氏曰："缓者，和也"。百劳丸，原出《医垒元戎》，曰"许州陈大夫传张仲景百劳丸"。缓中补虚，程注甚当，张说非是。

程氏曰："妇人虚劳，大半内有干血，男子亦间有之。审其可攻而攻之，则厥疾可愈。"魏氏曰："此在妇人女子，寡妇女尼。因不月渐成虚劳者，尤所宜投也。"

大黄䗪虫丸方 "大黄十分"，宜作"二两十二铢"。"黄芩一两"，诸本作"二两"。

按：《本草经》蛴螬，味咸微温，主恶血血瘀痹气，破折血在胁下坚满痛，月闭。《图经》云："张仲景治杂病方，大䗪虫丸 按"黄"字脱。中用蛴螬，以其主胁下坚满也。"又"䗪虫"条，《图经》云："张仲景治杂病方，主久瘀积结，有大黄䗪虫丸。"又"大鳖甲丸"中，并治妇人药。并用䗪虫，以其有破坚积下血之功也。

《医学纲目》曰："结在内者，手足脉必相失，宜此方。然必兼大补剂琼玉膏之类，服之。"

《幼幼新书》："婴孺，治小儿身体面目悉黄，此是荣卫气伏热于内所为，蛴螬丸方。"

于本方，去大黄、桃仁、干漆，加大枣。按此证，犹用本方为佳。

附　　方

《千金翼》炙甘草汤 宜参肺痿附方。

按： 此方，仲景滋阴之正方，而《千金翼文》出于仲景，必有其征，故宋人取附于此也。《医学入门》称一切滋补之剂，皆自此方而变化之者，其言为当。盖此方，炙甘为君，生姜、大枣为臣，地黄、麻仁、阿胶、麦门为佐，专以滋阴润燥为务。然惧其黏腻凉湿，不利中土，故人参、桂枝为使。更用清酒，并以扶护元阳，旁宣达诸药之力。与肾气丸之桂、附，救肾中之阳，其趣似异而实同。如后世滋阴诸方，徒衰合群队凉润之品，诚非知制方之旨者矣。徐氏曰："后人只喜用胶、麦等，而畏姜、桂，岂知阴凝燥气，非阳不能化耶。此言得之。"又按地黄，此方及大黄䗪虫丸、肾气丸等，比之他药，分两殊多，盖以体重之故，不必君药之谓。宜参《药治通义》方剂分量下。

《小儿卫生总微论》国老丸，治瘦瘠虚羸，惙惙少气。上以甘草、炙、焦黄，杵末，炼蜜和丸绿豆大。每服五丸，温水下，日三服。一岁儿五丸，以上者七八丸。以意加减，无时。

《肘后》，獭肝散。

〔朱〕獭为阴邪之兽，而肝独应月增减，是得太阴之正气。其性独温，故宜于冷劳。又主鬼疰一门相染者，以阴入阴，以邪逐邪，同气相求之义也。

按：《本草图经》云："张仲景有治冷劳獭肝丸方，又主鬼疰一门相染者。取肝一具，火炙之，水服方寸匕，日再。崔氏治九十种虫疰。"云云 獭肝丸，二方俱妙。又《圣惠方》载冷劳证。文繁不录。

又按：《本草》诸条，《图经》云："肚，主骨蒸热劳，血脉不行，补羸助气，四季宜食，张仲景有猪肚黄连丸。"是也。猪肚黄连丸，未详其方。

当考。

〔余述〕魏氏曰："失精于下者，可成虚劳矣。脱气则成虚劳于上者焉。秦越人之论虚损，其言阳虚而阴盛，损则自上而下。一损损于肺，二损损于心，二损损于胃，即仲景所谓脱气之虚劳也。其言阴虚而阳盛，损则自下而上。一损损于肾，二损损于肝，三损损于脾，即仲景所言失精之虚劳也。上节文 念庭之说是也。盖五劳六极七伤，其目虽殊，要其指归，不出于阳虚阴虚二端，且不啻不出于此二端。而阴虚阳亢者，实为居多。今篇首既冠以"男子"二字，而细检各条，大抵莫不属阴虚矣。小建中汤，扶脾之剂也，而其证则亦是上盛下虚，其用此汤，亦取于和阳就阴。顾"脱气"一条，犹系于阴虚阳随衰者。酸枣汤，治火亢虚烦，心神不宁者。然则谓仲景所云虚劳者，皆属阴虚可乎？如大黄䗪虫丸证，即骨蒸之类。而肺痿一证，是劳嗽之谓。则今之虚损劳瘵者，实不外于仲景所举之数件矣。愚撰《药治通义》，于补法下，以建中肾气二证，对待为辨。然今更考之，其方则为补阳补阴之分，而其证，则不必胃虚肾虚之别。旧见不免谬。

肺痿肺痈咳嗽上气病脉证治第七

论三首　脉证四条三字，四字，并讹，宜订。　方十五首"五"，当作"六"。

问曰：热在上焦者，因咳为肺痿。《脉经》《千金》"又"作"数"。

按：喻氏曰："肺痈属在有形之血，血结宜骤攻。肺痿属在无形之气，气伤宜徐理。"徐氏、沈氏、周氏、朱氏皆从此说。然肺痿之病，必损血液，则以气血立辨者。谬矣。

又按：口中反有浊唾涎沫，盖系于该言稠痰白沫者。《本经》所谓痰者，非今之所谓痰。次条曰："多唾浊沫。"皂荚丸条曰："时时唾浊。"桔梗汤条曰："时出浊唾。"《五脏风寒篇》曰"肺中风，吐浊涕"之类，皆今之稠痰也。盖肺萎液燥，而口中有唾涎，故下"反"字也。《巢源·虚劳凝唾候》曰："肾液为唾。上焦生热，热冲咽喉，故唾凝结也，此亦稠痰耳。"又"脉反滑数"，"反"字难解。稻叶元熙曰："反于肺痿亡津液之脉，或是。"

仁存孙氏方曰："详观肺痈、肺痿二证，实难治。要之，肺痈则间有可愈者，亦须肺未穿，故可救。但肺痿罕有安者，盖其肺枯竭干燥。何由而得润，所以难愈。"

问曰：**病咳逆，何以知此为肺痈**。"风则"之"则"，原本无之。《辑义》偶衍，宜删。

按：此条列呼吸不利，咳口干等候。就风与热，以为分别。然大旨不过云风壅酿热，以为此病耳。

又按：热过于荣，热之所过。两"过"字，注未了。当读如"诗江有汜，不我过"之"过"。《史记·淮阴侯传》："信常过樊将军哙。"《魏其侯传》："灌夫有服，过丞相。"《扁鹊传》"舍客长桑君过"之类。亦是。又《吕览异宝》："五员过于吴。"注："过。犹至也。"义殆相同。《辨脉法》曰："热之所过，则为痈脓。"

又按：《脉经·平肺痿肺痈》中所载，出于《本经》之外者，凡六条，俱似非仲景原文。姑拈一条于下，曰："问曰：振寒发热，寸口脉滑而数。其人饮食起居如故，此为痈肿病。医反不知，而以伤寒治之，应不愈也。何以知有脓？脓之所在，何以别知其处？师曰：假令脓在胸中者，为肺痈。其人脉数，咳唾有脓血。设脓未成，其脉自紧数，紧去但数，脓为已成也。"

肺痿吐涎沫，而不咳者。

按：稻叶元熙曰："若服汤已渴者，属消渴，是假设之辞。"与'吴茱萸汤'条，"得汤反剧者，属上焦也。"同例。

射干麻黄汤方

按：本篇用麻黄者四方，宜为二义看。注家皆谓其证内饮挟外邪，故用麻黄发其表，是一义。今验肺胀证，多是宿饮为时令触动者，而不必具表候。则其用麻黄，适取发泄肺中郁饮，亦犹麻杏甘石汤之意，是一义。盖勿拘一隅可也。

咳逆上气，时时唾浊。

按：曾世荣《活幼心书》曰："肺为五脏华盖，卧开而坐合，所以卧则气促，坐则但宽。盖但坐不得眠，得斯说而其理明矣。"

皂荚丸方
《本草图经》云："张仲景治杂病方，咳逆上气，唾浊。得（政和作"但"）坐不得眠，皂角丸主之。皂荚，杵末，一物以蜜丸，大如梧子。以枣膏和汤服一丸，日三，夜一服。"

按：《本草》"皂荚"条黑字云："除咳嗽囊结。"又有孙尚药治卒中，风涎潮。救急稀涎散，盖胚胎于此方。

《千金》治咳嗽、胸胁、支满，多唾、上气方。

白糖五分　皂荚末一方寸匕

上二味，先微暖糖令消，内皂荚末，合和相得。丸如小豆，先食，服二丸。

咳而脉浮者。

按：水饮上迫，脉必带浮，不必拘表证有无。此二方证，均是上焦蓄饮，而以脉浮沉为别者。盖以势之剧易，及水饮上迫，与内结之异耳。注家特就邪为分，殆非通论。

厚朴麻黄汤方

按：此方证系寒饮迫肺而无风寒外候。故于小青龙汤中，去桂枝。以厚朴降逆为君，其佐用杏仁，亦犹桂枝加厚朴杏子汤之例。况配以石膏，其驱饮之力更峻。

泽漆汤方 《千金》"五合"下有"日三夜一"四字，无"至夜尽"字。《本草图经》引"五合"下有"日三二"字，"尽"上有"服"字。

按：泽漆，《本草》白字，称味苦微寒，主大腹水气，四肢面目浮肿。黑字，称利大小，盖此方主证。水饮内结，故有须于利水之品也。

又按：陈藏器曰："千里水及东流水，味平无毒，主病后虚弱。然则此方所用，在熟淡不助内饮已。又煮取五升，温服五合，至夜尽。是一日十服，他方莫有此例。《千金》似是。然古之五升，即今之五合。古之五合，即今之五勺。以今推之，日服五合，未必为多。岂东垣所谓"在上者不厌频而少"之谓乎？"

大逆上气，咽喉不利。《外台》无"者"字，宜从。

麦门冬汤方 稻叶元熙曰："煎法，据竹叶石膏汤。""温服"上恐脱"去滓，内粳米，煮米熟，汤成去米"十二字。

《外台》崔氏疗骨蒸唇干口燥，欲得饮水，止渴，竹叶饮方。

于本方，去人参，加竹叶、生姜。

又《深师》疗肺气不足，逆满上气，咽喉中闭塞，短气，寒从背起，口中如含霜雪，语言失声，甚者吐血，补肺汤方。

于本方，去人参、半夏，加五味子、干姜、款冬花、桂心、桑根白皮。

肺痈喘不得卧。

按： 葶苈下水，疏肺壅，故的治肺痈脓未成者也。《金鉴》所引赵氏注，据二注本，系于周氏补注。

《医心方》引范汪方云："葶苈，熬令紫色，治令自丸，丸如弹丸。大枣二十枚，以水二升煮枣，令得一升半，去枣，内药一丸，复煎得一升，尽服之。"出支饮下。《本草图经》引亦作"大枣二十枚"。

按： 葶苈，以弹丸为率，故不须举两数。大枣，诸书皆作二十枚，《本经》疑是错写。或曰：葶苈，捣之则黏腻，足以自丸，不必补"末蜜"二字《外台》必效，疗天行病后，因食酒面，肺中热壅，遂成咳不止。

于本方，加桑白皮、桔梗、麻黄。

又崔氏疗大腹水病，身体肿上气，小便涩赤，云云。

于本方，加杏仁，各捣，总和合。平旦，空腹服八丸，云云。

《幼幼新书》《简要济众》治小儿水气腹肿，兼下痢脓血，小便赤涩方。

葶苈子半两，以枣肉和，捣为丸。《施圆端效方》名散肿丸。

鸡峰《普济方》曰："著作雷道矩病吐痰，顷间已及升余，咳不甚。面色黯郁，精神不快。"兆告曰："肺中有痰，胸膈不利，令服仲景葶苈大枣汤。一服讫，已，觉胸中快利，略无痰唾矣。"

桔梗汤方 原注"血痹"，当"喉痹"，然"要是"后人所续加。

按： 排脓散，用枳实、芍药、桔梗。排脓汤，于本方，加生姜、大枣。是知桔梗有排脓之功。但此间所有，气味轻淡，不足以抵当大病。彼土古时之品，则恐不如此也。

《圣济》治肺痈涕唾涎沫，吐脓如粥，麦门冬汤方。

于本方，加麦门冬、青蒿心叶。

小青龙加石膏汤方

按： 麻杏甘石汤、厚朴麻黄汤、越婢加半夏汤、小青龙加石膏汤，皆麻黄、石膏同用。麻黄发阳，石膏逐水，二味相藉，而驱饮之力更峻，不必取之于发表清热。盖此四方，紧慢稍异，而其旨趣则大约相均。要在临证之际，随其剧易，以为审处耳。

附　方

《外台》炙甘草汤_{《外台》桂枝二两，阿胶三两，炙；大麻子仁半升，大枣四十枚，擘；余同。方后云：上九味，切；以美酒七升，水八升相和。先煎八物，取四升，绞去滓，内胶上微火烊销，温服七合，日三夜一。}

按：此方施之，泛泛恶心者，必增呕逆。温温液液，盖别有义，未考。又此方证与麦门冬汤证相近，俱系滋养上焦之剂。

《千金》甘草汤

按：《伤寒类要》以单甘草汤，治炙甘草汤证，其理一致。

《千金》生姜甘草汤

按：此方亦治肺冷而萎，犹是甘草干姜汤之变方。沈氏说欠当。又"而渴"，当作"不渴"为妥。

《千金》桂枝去芍药加皂荚汤

按：此方桂枝去芍药汤，桂枝甘草汤之意。取之扶胸中阳气，不和调营卫。盖亦属肺冷之痿。

《外台》桔梗白散

按：此条与桔梗汤，证一而方异。盖所传之本不同也。然肺痈其脓稍成，正气随衰，峻猛之剂，恐不能堪。王氏所据，岂得无错乎？

《千金》苇茎汤

按：此方主证，盖在虚实之间。

又按：苏敬《新修本草》"白瓜"条曰："《别录》云：'甘瓜子，主腹内结聚，破溃脓血，最为好，腹肾脾内痈汤要药。'《本草》以为冬瓜，但用蒂，不云子也。又今肠痈汤中之用，俗人或用'冬瓜子'，非也。又按诸本草，单云'瓜子'，或云'甘瓜子'。今此本误作'白'字，当改从'甘'也。"原本，脓，作"浓"。药，作"乐"。今从《证类本草》改。此说可以确瓜瓣之为甜瓜矣。

《医心方》张仲景方，治三十年咳，大枣丸方。

大枣百枚_{去核}　杏仁百枚_熬　豉百二十枚

凡三物，豉、杏仁，捣令相得。乃内枣，捣令熟和调。丸如枣核，一丸含之，稍咽汁，日二，渐增之良。按此疑《杂病论》之遗方，仍附于此。

奔豚气病脉证治第八

师曰：病有奔豚，有吐脓。 师曰"奔豚病"以下，《脉经》为别条，宜从。

按"欲死"二字，形容苦恼之状而言。与少阴篇吴茱萸汤条同语例。

奔豚汤方

按： 此方证挟有热邪，故不取桂枝之温，而用黄芩生葛之凉。且既有半夏，故不再用茯苓。芎、归、芍药三味，以和其腹痛也。

《伤寒总病论》："动气在上，不可发汗。发汗则气上冲，正在心端，李根汤主之。"

于本方，去芎䓖、生葛，加桂枝、人参、茯苓。

桂枝加桂汤方

《伤寒论》本方后曰："本云桂枝汤，今加桂满五两。所以加桂者，以能泄奔豚气也"。

发汗后，脐下悸者。 茯苓下，《辑义》"桂枝"二字偶脱。

〔余述〕奔豚一证，多因水寒上冲，故治法不出降逆散寒。而注家概解以肾邪，殆不免牵凑，要坐不检《难经》、仲景之有异耳。

胸痹心痛短气病脉证治第九

师曰：夫脉当取太过不及。

按： 责，读如《平脉法》。"肥人责浮，瘦人责沉。"之"责"，即求责之义。

胸痹之病，喘息咳唾。

〔徐〕此段，实注胸痹之证脉。后凡言胸痹，皆当以此概之，但微有参差不同，故特首揭以为胸痹之主证，主脉主方耳。

〔周〕寒浊之邪，滞于上焦，则阻其上下往来之气，塞其前后阴阳之位，遂令为喘息、为咳、为痛、为短气也。阴寒凝泣，阳气不复自舒，故沉迟见于寸口，理自然也。乃小紧数，复显于关上者。何耶？邪之所聚，自见小紧。而阴寒所积，正足以遏抑阳气，故反形数。然阳遏则从而通之。栝蒌实，最足开结豁痰。得薤白，白酒佐之，既辛散而复下达，则所痹之阳自通矣。

按：周说为当。但解数脉，未免牵强。姑存之。

栝蒌薤白白酒汤方

按：先兄曰："《说文》曰：醋，酢浆也。从西戋声。"郑玄注《周礼》"四饮"曰："浆，今之醋浆也。"陈藏器曰："醋，破结气，心中酸水痰饮。"

胸痹，心中痞气。《本草》"枳实"条，《图经》引与《外台》相同。《类聚》与赵本同。

枳实薤白桂枝汤方 《图经》引，无"枝"字。

人参汤方 "人参"条，《图经》引，作"治中汤"。"白术"之"白"字，无，末附加减法。一与《伤寒论》同，仍不录。

《圣济总录》曰："胸痹之病，其脉阳微而阴弦。阳虚则知在上焦，阴弦故令胸痹心痛。古方用理中汤，取缓其中气。"

《阴证略例》"理中汤方"后曰："若胸痹胁下妨闷者，加枳实半两，茯苓半两。"

《御药院方》枳实理中丸，治证与本条同。

于理中丸中，加枳实、茯苓、附子。

按：《外台》崔氏疗时行四五日，大下后，或不下，皆患心中结满，两胁痞塞，胸中气急，厥逆欲绝，心胸高起，手不得近。思与增损理中丸。于本方中，加栝蒌根、枳实、茯苓、牡蛎。正师胸痹人参汤之意，其效甚着。而王好古、许国祯，则移崔氏之方，以治本证，亦善于变通者矣。

茯苓杏仁甘草汤方

《医心方》《医门方》治胸中痞塞，短气膈膈者，或腹急痛方。

于本方，加半夏、生姜。若气不下，加大黄、槟榔，取利为瘥。

橘皮枳实生姜汤方

《圣济》治风寒客于肝经，膈脘痞塞，胁下拘痛，常欲蹈其胸上，名肝着。蹈胸汤方。

于本方，加桔梗、甘草、薤白。

胸痹缓急者。《本草图经》引，"缓"上有"偏"字。原本、诸本，并无"人"字。

〔周〕胸痹缓急者，痹之急证也。寒饮上聚心膈，使阳气不达，危急为何如乎？故取薏苡逐水为君，附子之辛热为佐，驱除寒结，席卷而下，又乌不胜任而愉快耶？

按：周说似是。苡仁之用，能托郁结，况附子之雄烈，相合为散。比之前款诸方，其力最峻，足以奏功于燃眉之际焉。盖此缓急，主在急字，非或缓或急之谓。《史记·仓公传》："缓急无可使者。"《袁盎传》："一旦有缓急，宁足恃乎？"《游侠传》："且缓急人之所时有也。"俱是系于一时切迫之谓，此足以证焉。

焦循《雕菰集》、罗浩《医经余论序》曰："其论本草，以神农经为主。而证以南阳之方，以薏苡主筋急拘挛，故《金匮》胸痹缓急者主之。用以健脾利湿，则失其义。"

心中痞，诸逆心，悬痛。《辑义》《肘后》"痛"下有五字，当作"肘后作"三字。

按：诸逆，程氏以病证言，尤氏以病因言，二说俱通。魏氏曰："诸逆，兼有形无形之邪为言。"与尤意同。伊芳泽信恬曰："悬牵，音义相同。悬痛，谓牵急而痛。《肘后》可证。"又《巢源》有"心悬急懊痛候"。《千金·养胎篇》有"腹满悬急""心下悬急"之文，亦并"悬、牵"通用之征也。斯说为核。《三国志·管辂传》有"心中悬痛"文。

九痛丸方 原本、诸本，"附子三两"下有"炮"字。

〔余述〕本篇题云胸痹心痛。而首条，则二证并论。其他诸条，皆为胸痹立方。栝蒌薤白半夏汤，心痛彻背，不过言心胸痛甚。桂枝生姜枳实汤，心中痞，前注犹以为胸痹。心痛，则仅乌头赤石脂丸一方已。故二证之辨，难就而可考，以臆测之。胸痹其痛颇泛，心痛其痛殊紧。胸痹则病浅，心痛则病深。盖二证中，更自有轻重之别，而其实似无大异同。故胸痹之方，足以治心痛。至真心痛，则固属不治。仲景略而不言，殆以此也。短气一证，病属上焦，故亦连类并及者欤。

腹满寒疝宿食病脉证治第十

趺阳脉微弦，法当腹满。

按：此条证，寒气壅闭，即大黄附子汤所主。宜称之实，而言为虚寒者。"虚"，犹"虚烦"之"虚"，非"虚衰"之"虚"。盖指无形之寒气，对水饮结聚，有形之寒而言也。"虚烦"义，宜参《伤寒论述义》"栀子豉汤"条。又程氏注稍不了。

病者腹满，按之不痛为虚。

按：《四十八难》曰："痒者为虚，痛者为实。外痛内快，为外实内虚；内痛外快，为内实外虚。"杨玄操注曰："轻手按之则痛，为外实，病浅故也。重手按之则快，为内虚，病深故也。重手按之则痛，为内实，病深故也。轻手按之则快，为外虚，病浅故也。"凡人病，按之则痛者，皆为实。按之则快者，皆为虚也。《难经》本为有痛立言，而玄操注，亦与此条相发。

又按：《阳明篇》曰："阳明病，胁下硬满，不大便而呕，舌上白苔者，可与小柴胡汤。"其意正与本条互发。以见证虽似可下，其白苔者，邪未结实；黄苔者，始为热实，乃黑苔之为实，可以知也。且此条示以按腹知虚实，以验舌辨寒热，而后宜议攻下矣。要之，诊察之大法，莫不可从此条而扩充焉。

病者痿黄。《脉经》"胸中"作"胃中"，"利"上有"下"字。

寸口脉弦者。《巢源》作"寸口脉双弦，则胁下拘急，其人涩涩而寒。"

夫中寒家喜欠。

按："中"字，《金鉴》为平声读，其他诸注，皆为去声读。盖此中寒家，言素禀阴脏，动易感寒者。然则二说并存为佳。又程氏谓寒郁于肺经而为热者，似欠稳当。《灵枢·口问篇》曰："阳引而上，阴引而下，阴阳相引，故数欠。"又曰："阳气和利，满于心，出于鼻，故为嚏。"《辨脉法》曰："客气内入，嚏而出之。"

病腹满。发热十日。《本草》"浓朴"条，《图经》引云"又浓朴七物汤，主腹痛胀满。"按此与《千金》同误。

按：《金鉴》曰："饮食如故，胃热能消谷也。"存考。

厚朴七物汤方《图经》引"枳实"上有"大"字，"桂枝"之"枝"字无。

附子粳米汤方

按：弟子村田精一曰："此方与白虎汤及加人参加桂二汤、桃花汤，并用粳米。而其煮法，不云至几升，盖是以米熟为度。不必期至几升者，恐非有脱文。厚朴麻黄汤，煮小麦熟，去滓。亦是一辙。"此可以备一说，仍存之。

《圣惠》治寒疝心痛如刺，绕脐腹中尽痛，白汗出，气欲绝方。
于本方，加川椒、干姜、桂心。

厚朴三物汤方《本草》"浓朴"条，《图经》云"张仲景治杂病，浓朴三物汤，主腹胀、脉数，浓朴半斤"。方后有"腹中转动，更服，不动勿服"十字。

大柴胡汤方"黄芩二两"，原本、诸本，并作"三两"。

腹满不减。

《伤寒补亡论》曰："减不足言者，言不甚减也。"论言："太阳发汗不彻，不足言。"与此同意。俗语所谓不济事者，是也。

心胸中大寒痛。

按："出见有头足上下"句。上，上声。下，去声。尤氏以出见有头足，为阴凝成象，腹中虫物，乘之而动。谓蜀椒、干姜，温中、下虫。误甚。

大建中汤方"蜀椒去汗"，《类聚》无"去"字。

大黄附子汤方

按：此条证固属寒实，故大黄、附、辛，相合成剂。性味融和，自为温利之用，如附子泻心汤。则其证表寒里热，故别煮附子，而功则各奏。故同是附子、大黄并用，而立方之趣，迥乎不均。徐氏说未确切。盖温利之剂实以桂枝加大黄汤及此汤为祖，而温脾等诸汤，皆莫不胚胎于此二方矣。

赤丸方

按：《本草》丹砂黑字云：作末名真朱。

寒疝绕脐痛。"沉紧"，《类聚》亦作"沉弦"。

按：《素问·经脉别论》："真虚㾓心，厥气留薄，发为白汗。"《阴阳别论》"魄汗"，《辑义》误写作"白汗"。又《生气通天论》"魄汗未尽"。魄、白音通。

乌头煎方 宋本《外台》"熬"作"炮"，无"去皮"字。白蜜二斤。方后，"上以水三升，煮乌头取二升，去乌头，内蜜，煎令水气尽云云。""不可一日再服"，作"日止一服，不可再也。"

按：程氏曰："治下焦之药味不宜多，多则气不专。"此言本于《至真要大论》"补下治下制以急"之说，殆不免拘泥。又按陶氏《本草序例》曰："附子、乌头若干枚者，去皮毕，以半两准一枚。"《千金方》治风历节。防己汤方后曰："凡用乌头，皆去皮，熬令黑，乃堪用。不然，至毒人，宜慎之。"据此，宋本《外台》不必是。其不㕮咀，岂嫌熟烂相和乎？

《本草图经》云："崔氏治寒疝心腹胁引痛，诸药不可近者，蜜煎乌头主之。以乌头五枚大者，去芒角及皮，四破，以白蜜一斤，煎令透润，取出焙干，捣筛。又以熟蜜丸，冷盐汤吞下二十丸如梧子，永除。又法，用煎乌头蜜汁，以桂枝汤五合解之，饮三合。不知加五合，其知者如醉，以为中病。"

寒疝腹中痛，逆冷手足不仁。

按：乌头煎证，寒气专盛于里。此条证，表里俱寒壅，是所以有须于桂枝。灸刺、诸药不能治。是言病势之剧，套法不能得治，不言灸刺、诸药之误措。徐氏以为是或攻其内，或攻外，邪气牵制不服。似欠稳贴。《辑义》徐注"为阳所客。""客"字，宜作"容"字。

乌头桂枝汤方 宋本《外台》，秋乌头，实中大者，十枚，去皮，生用。一方五枚。

按：此方证最属急剧，治以单捷为妙。桂枝汤，《外台》引作"单桂汁"。盖仲景旧面，其出五味方者，疑后人误据千金乌头汤 详出后。所私捄，注家皆仍原文为说，觉未当。周氏意似单桂汁，然语意不了，且其解欠妥，仍不录。又按《外台》于此方后注云范汪方同。今检宋本，大书作范汪方云。而直接桂枝汤，仍知其举桂枝汤者，是范汪方文，而非出仲景也。

《圣惠》治寒疝腹中痛，手足逆冷，身体疼痛。针灸、诸药，所不能任者，宜服乌头散方。川乌头大者十枚，桂枝二两，上件药，捣细，罗为散。每服二钱，以水一中盏，入生姜半分，煎至五分，次入蜜半合，更煎三两沸，令熟。每以食前和滓，温服之。

《圣济》治心腹卒胀痛，桂心丸。桂二两，乌头一两，为末，炼蜜和丸。

其脉数而紧乃弦。

按：魏氏以此条脉，为寒疝寒热杂合之候。其说似精，犹不如尤氏以为寒疝阴盛之为优。然此条，该寒实诸证而为结，盖不特言寒疝也。

附　　方

《外台》乌头汤。

按：此方，《千金》《外台》所载，并与前方文有异，盖本是别方，林亿等以前有五味方，省之不录也。今从《外台》拈出于下，曰："乌头十五枚，炮。按《千金》云《要略》五枚。芍药四两，甘草二两炙，大枣十枚，擘，生姜一斤，按《千金》作"老姜"。桂心六两，上六味，切，以水七升，煮五味，取三升，去滓。别取乌头，去皮，四破，蜜二升，微火煎令减五六合。内汤中两三沸，去滓，服一合，日三，间食。强人三合，以如醉状为知，不知渐增。忌海藻、菘菜、猪肉、冷水、生葱。"《深师》同。

《外台》柴胡桂枝汤 宋本《外台》作"疗寒疝腹中痛者。"

《医心方》《范汪方》治寒疝腹中痛，小柴胡汤。即原方。

《外台》走马汤

《肘后》若唯腹大，动摇水声，皮肤黑，名曰水虫。巴豆九十枚，去皮心；杏仁六十枚，去皮尖。并熬令黄，捣和之，服如小豆大一枚，以水下为度，勿饮酒，佳。

《圣惠》治干霍乱，不吐不利，烦闷不知所为方。巴豆一枚，去皮心。上以熟水研服之，当快利三两行，即以浆水粥止，立定。

〔余述〕按：本篇先叙腹满如痛者为实条。厚朴七物汤、厚朴三物汤、大柴胡汤、大承气汤四条，此其属热实者也。如首条，与腹满时减复如故条，此其属寒实者也。次叙寒疝，如腹痛脉弦而紧条，与大乌头煎，当归生姜羊肉汤、乌头桂枝汤条，皆以寒疝目之矣。如瘦人绕脐痛，与附子粳米汤、大建中汤条，亦是寒疝已。其他诸条，如寸口脉弦者，即胁下拘急而痛，与大黄附子汤证。即虚寒从下上，此寒气聚着胁者也。如病者痿黄证，其位虽异，亦是寒实也。如中寒家二条，即素禀阴脏，外寒易触者也。盖此三等，既非腹满，亦不寒疝，但以其属寒，仍牵联及之。且以与腹满寒疝，互相发明者已。其脉数而紧一条，即系寒实诸证之诊，以为总结矣。然则二十条者，学者宜区类而看。如前注家，往往凑合为说，殆不免强会也。

问曰：人病有宿食。何以别之？ "故"下原本有"知"字，宜补。

《伤寒缵论》曰："所谓亦微而涩，亦字从上贯下。言浮大而按之略涩，非涩弱无力之谓。见浮大中，按之略涩，方可用大承气下之。设纯见微涩，按之不实，乃属胃气虚寒，冷食停滞之候，又当从枳实理中，助胃消导之药矣。岂复为大承气证乎？"按此说似精。然尺中既微，何能兼大？故张氏于微脉，则略而不论，殊属模糊。但其云涩非涩弱无力之谓者，是矣。然则微，亦沉滞不起之微，非微弱之谓也。

下利不欲食者 俞本，赵本，"欲"作"饮"，误。

宿食在上脘，当吐之。

〔周〕食既云宿，决非上脘。既非上脘，何以用吐？今言上脘，又言宿食，则必有痰载物，不使得下。则为喘为满，不言具见。故一吐而痰与食俱出矣。

卷 中

五脏风寒积聚病脉证并治第十一

论二首　脉证十七条　方二首此三字，《辑义》偶脱。

肺中风者，冒而肿胀。《辑义》"肿"讹作"腹"。诸本皆作"肿"字。

肺中寒。

按：《评热病论》曰："劳风，法在肺下，其为病也，使人强上冥视，唾出若涕。"又曰："巨阳引精者三日，中年者五日，不精者七日。咳出青黄涕，其状如脓，大如弹丸，从口中若鼻中出。"《咳论》"久咳下"曰："使人多涕唾。"《先教论》曰："古无'痰'字，云唾出如涕，谓吐粘痰也。"据此，则浊涕，即是粘痰，非鼻涕之谓也。

肺死脏。

先兄曰："此即浮芤之脉。"

肝死脏。

先兄曰："此云浮之弱。尤氏以为其劲直则一也，不知何意。"

心中风者。

按：徐氏曰："饥者，火嘈也。食即呕吐，邪热不杀谷也。"尤氏曰："心中饥，食则呕者。火乱于中，而热格于上也。"二说似是。又徐氏"翕翕"解，未确。弟子村田精一曰："《文选》张平子《思玄赋》'温风翕其增热兮'。注，良曰：'翕，热儿'。衡曰：'《说文》曰：翕，炽也。是翕有热义。'"此说是。

邪哭使魂魄不安者。朱氏曰："哭"字疑误。阳气衰，阴气衰，"衰"字当作"病"字解。此说谬。

脾中风者。

按：李氏《皮目解》，系臆说。《辑义》过存之，当删。

徐氏曰："《金匮》缺脾中寒。然不过如自利腹痛，腹胀不食。"可类推也。

甘草干姜茯苓白术汤方

《圣惠》治肾着之为病，身体冷，从腰以下痛重。甘草散方。

于本方，加当归。

《三因》苓术汤，治冒暑遭雨，暑湿郁发，四肢不仁，半身不遂，骨节离解，缓弱不收。或入浴晕倒，口眼㖞斜，手足𤺊曳，皆湿温类也。

于本方，去甘草，加附子、泽泻、桂心。

又苓术汤，治脾胃感风，飧泄注下，肠鸣腹满，四肢重滞。云云。

于本方，加浓朴、青皮、半夏、草果。

《宣明论》肾着汤，治胞痹，小便不利，鼻出清涕者。即本方。

肾死脏，浮之坚。

徐氏曰："肾脏，风寒皆缺。然观《千金》三黄汤，用独活、细辛，治中风及肾着。而叙病状曰：烦热、心乱、恶寒，终日不欲饮食。又叙肾中风曰：踞坐腰痛。则知《金匮》所缺肾风内动之证。相去不远，至寒中肾，即是直中。当不越厥逆下利，欲吐不吐诸条。"

〔余述〕本篇所谓中风、中寒，与伤寒中之中风、中寒不同；亦与半身不遂之中风自异。如《内经》五脏风，稍似相近，而其证未必契合。则知此别是一义，不宜彼此牵凑。且其于风与寒之旨，注家不敢辨晰，殊无可征验，姑阙其疑已。徐氏诸辈于脾肾二脏，补出其遗。又于肝着、脾约、肾着三方，特论其趣，要皆不免臆度也。

问曰：三焦竭部。

〔赵〕尝考《伤寒论·脉法中》云："寸口脉微而涩。"微者，卫气不行。涩者，营气不逮。营卫不能相将，三焦无所仰，不归其部。上焦不归者，噫而吞酢。按：《平脉法》作"酢吞"。中焦不归者，不能消谷引食。下焦不归者，则遗溺。正此之谓。

按：魏氏曰："师又言不须治，久则愈者，非听其泄脱，不为援救也。言不须治其下焦，但理其中焦可也。"朱氏曰："便溺虽属下焦，而实中焦气紊所致也。故曰不须治，久则愈。谓不须治下焦，但调理脾胃，久当自愈耳。"二说欠稳，亦姑存之。

师曰：热在上焦者，因咳为肺痿。

按：小肠受胃中水谷，而分利清浊。大肠居小肠之下，主出糟粕，而其下口为肛门。因疑此条大肠、小肠，系于传写互错。盖言小肠有寒，故泌别不职，而水粪杂下。其有热者，肠垢被迫，而下出也。大肠有寒，则阳气下坠，故下重便血。其有热者，毒结肛门，故为痔也。注家顺文解释，竟不免强凑。今大小易置，其义始瞭。但《脉经》以来诸书，皆与今本同。则姑记所疑，以俟有道论定已。

李中梓《病机沙篆》曰："仲景云：'小肠有寒，其人下重便血。以干姜，烧黑，存性，磁碗合放冷地上，为末，每服一钱，米饮，调下，神效。'"

问曰：病有积、有聚、有榮气，何谓也？《脉经》"声气"，并作"系气"。

"为谷气"下有"夫病已愈，不得复发。今病复发，即为系气也"十七字。"乃积也"下有"细一作结"注文。朱氏亦以"诸积"以下为别条。

〔朱〕凡阴寒凝结，由渐而成者，俱谓之积，故曰诸积。非有一例之证象也。但有一定沉细之脉象，故知其为积也。病气深沉，不可不分上中下三焦以处之，脉亦必从寸关尺三部以候之。如寸口主上焦，脉细而附骨，知其积在胸中，如胸痹之类是也。出寸口，上，竟上也，主积在喉中，如痰气相搏，咽中如有炙脔等是也。关上主中焦，关脉细沉，主积在脐旁。按原文作"关部主中焦，而关有三候，关中主积在脐旁。"云云，殊属无稽。今按经文改订。如绕脐腹痛之类是也。微上关上，积在心下，如胃寒脘痛之类是也。微下关，积在少腹，如少腹寒痛之类是也。尺候下焦，尺脉细沉，积在气冲，如阴寒、疝症之类是也。

按：聚者为可治，则积之为难治，可推可知。至声气，则固属易治，然恐不得不治，自愈矣。

又按：《十八难》有"寸关尺，主胸以上，膈以下，齐以下"之言。又载《诊积聚法》，并与本条相发，宜参。又《脉经》载"诊五脏积"条及"诊法"七条，今录其诊法于左，以备对考。

寸口脉沉而横者，胁下及腹中有横积痛。按此《素·平人气象论》文，其脉弦。腹中急痛。按此据小建中汤条。腰背痛相引，腹中有寒疝瘕，脉弦紧而微细者也。夫寒痹瘕积聚之脉，皆弦紧。若在心下，即寸弦紧。在胃管，即关弦紧。在脐下，即尺弦紧。一曰关脉弦长，有积在脐左右上下也。

又脉癥法，左手脉横，癥在左。右手脉横，癥在右。脉头大者在上，头小者在下。

又法，横脉见左，积在左；见右，积在右。偏得洪实而滑，亦为积，弦紧亦为积，为寒痹，为疝痛。内有积不见脉，难治。见一脉—作胁相应，为易治。诸不相应，为不治。

左手脉大，右手脉小；上病在左胁，下病在左足；右手脉大，左手脉小；上病在右胁，下病在右足。

脉弦而伏者，腹中有癥，不可转也，必死不治。

脉来细而沉，时直者，身有痛肿，若腹中有伏梁。

脉来小沉而实者，胃中有积聚，不下食，食即吐。

痰饮咳嗽病脉证并治第十二 按本篇咳嗽诸条，

本为悬饮、支饮而设。题目中不须有此二字，疑是后人所误添，似宜芟去。

问曰：夫饮有四，何也？

按： 辻元嵩曰："四饮，云悬，云溢，云支，皆就饮之情状，而命其名，皆是虚字。然则淡饮，不应特用实字。今据水走肠间一证考之。淡者，盖是水饮摇动之名。'淡'，与'澹'通。"《灵枢·邪气脏腑病形篇》："心下澹澹，恐人将捕之。"《说文》云："澹，水摇也。从水詹声。"并可以证焉。宋玉《高唐赋》"水淡淡而盘纡。"注：淡淡，摇动貌。枚乘《七发》"纷屯澹淡，又湍流溯波，又澹淡之"。注：澹淡，摇荡貌。马融《长笛赋》"颐淡滂流。"注：水摇荡貌。《搜神后记》"二月中蕨始生，有一甲士，折食一茎，即觉心中淡淡欲吐"。皆"淡""澹"相通之征也。以其居四饮之首，故取以题篇目。从来注家不知痰之为淡，又不知其本水摇之谓，而转为津液为病之总称。故其所解释，皆与经旨不协矣。此说有理。伊芳泽信恬亦有说，其意相同。且曰："澹""淡"，诸书多相通用，而"痰"用"澹"字绝少。但《医心方》引小品云："白微汤治寒食药发，胸中澹。"《外台》作"痰"。酢干呕烦。又引《效验方》云：断膈丸治胸间有澹水。并是淡、痰之正字。此言亦是。嵩又曰："月帖，淡闷，与干呕对言，盖虚烦之谓。"

又按：悬饮，据《巢源》悬字似悬痛之谓。《巢源》又有悬癖候。曰：咳唾则引胁下悬痛，所以谓之悬癖。然以他三饮例之，则犹宜从前注，为悬挂之义为稳。又成氏注《平脉法》："沉潜水蓄，支饮急弦。曰：蓄积于内者，谓之水蓄，故脉支沉。支散于外者，谓之支饮，故脉急弦。"程氏盖袭此误。

又按：篇中支饮，自有二证。其一上迫胸中，其一壅聚心下。其胸中证，多实结，宜疏荡；而亦有泛漫，宜消导者。其心下证，多泛漫，宜消导；而亦有实结，宜疏荡者。学人须熟审经旨，勿敢混看焉。

水在心。

先兄曰："坚者，心下坚实也。筑者，筑筑然悸动也"。《千金》可证。短气者，饮抑往来之气故也。尤注似迂。

水在肺。

先兄曰："涎沫，即咳而吐痰也。"

水在肾。《医碥》曰："心"当作"脐"。

夫心下有留饮。

按：此支饮之类证已。盖初非四饮外，别有留饮、伏饮也。

留饮者，胁下痛引缺盆。

按：已，亦甚也。辄已，即辄甚。经典中往往有此义。

胸中有留饮。

〔沈〕此明支饮甚则变为溢饮矣。盖留饮乃气郁水积，故谓脉沉者，有留饮也。

膈上病痰，满喘咳吐。 先兄曰："满喘"二字，疑倒置。

〔魏〕诸症皆伏饮内寒，逼阳在外之候。

按： "病痰"二字，当作"之病"为是。此条亦是支饮之类证。其人振振身瞤剧，即与苓桂术甘汤之。身为振振摇，真武汤之。身瞤动，振振欲擗地，其机相同。

夫病患饮水多，必暴喘满。 <small>朱本亦无"喜"字。</small>

〔朱〕此明饮邪有实有虚，而所致异途，脉亦迥殊也。"饮水多"二句，是言饮之骤致者；"食少饮多"四句，是言饮之积渐者。如两手皆见弦脉，夫弦则为减，当以正气虚寒论治。设一手独弦，明是病气有偏着。偏着者为实邪，则又当以攻邪论治矣。"皆大下后虚"五字，疑属衍文。<small>节录。</small>

按： 喘、短气，是支饮所有；悸，是痰饮、支饮所俱有。又《太阳中篇》曰："发汗后饮水多，必喘。"又曰："太阳病，小便利者，以饮水多，必心下悸。"《伤寒例》亦论饮水多为喘。稻叶元熙曰"脉双弦者，寒也"二句，是客；"脉偏弦者，饮也"句，是主。主客对举，为以脉断病之法。朱氏谓为衍文者谬。此说为是。

肺饮不弦。

焦循《雕菰集》、罗浩《医经余论序》曰：其论《金匮》，以咳则其脉弦，与弦则卫气不行，如肺饮不弦。"肺饮"二字句，谓肺饮之轻者有不弦。但短气而不咳，其弦则卫气不行而咳矣，则重矣，非谓肺饮无弦脉也。

心下有痰饮。

〔程〕心下有痰饮，即支饮也。

病人脉伏，其人欲自利。

按： 此证亦是心下支饮。而病邪盘结者，与木防己汤、十枣汤证，其机稍近，而其位不均。

甘遂半夏汤方 <small>宋本《外台》芍药一两。又云，三枚。</small>

按： 赵氏曰："甘草缓，甘遂之性，使不急速，徘徊逐其所留，入蜜，亦此意也。"此程氏所本。

又按： 此方，四味都以枚称，径长之品。恐难以附子、乌头之枚例之。岂甘遂、芍药亦以如指大准之乎？考《医心方》引《短剧方》云："人参一枚者，以重二分为准。"此似宜以为率。盖二分，即古秤之十二铢，今之二厘九豪也。但半夏在别例耳。

脉沉而弦者，悬饮内痛。

按内痛，诸家无解。岂胁肋内有痛之谓乎？《玉机真脏论》有"内痛引肩项"文。

十枣汤方

《本草图经》载本方云："病悬饮者，亦主之。胡洽治水肿及支饮、溇饮，加大黄、甘草，并前五物，各一两，枣十枚，同煮，如法。一方，又加芒硝一两，汤成下之。"按《圣济》芫花汤，原于此方。

《医垒元戎》曰："胡洽方治支饮溇饮，于十枣汤中，加大黄、甘草，同煎，服之。故以相反之剂，欲其上下俱去也。"

病溢饮者，当发其汗。

按： 二汤证治，徐氏以挟热伏寒为辨，恐未必是。盖其别在从病之轻重，分药之紧慢，而二方俱不过用以散表水也。

膈间支饮，其人喘满。《本草图经》引《深师》作"其脉沉紧，不愈，作乃愈。""复发"下有"汗至三日"四字，无"与"字。

木防己汤方 宋本《外台》石膏，鸡子大，十二枚，碎，绵裹。《本草》引《深师》木防己二两，石膏二枚，鸡子大，绵裹。

木防己加茯苓芒硝汤方 《本草》无"茯苓"。

泽泻汤方

《圣惠》治心下有水不散，是胸中痰饮，不能下食，宜服此方。

于本方，加半夏、生姜。

和剂，解暑。三白散，治冒暑伏热，引饮过多，阴阳气逆，霍乱呕吐，小便不利，脏腑不调，恶心头晕，并皆治之。

于本方，加白茯苓，各等份。每服半两重，水一盏，姜五片，灯心十茎，煎八分，服。

支饮胸满者。

按：此条证，据尤鉴二说，是支饮而兼胃实者，故有须于承气也。《辑义》引《鉴》饮满，即支饮，讹。

小半夏汤方

〔赵〕半夏之味辛，其性燥。辛可散结，燥可胜湿，用生姜以制其悍。孙真人云："生姜，呕家之圣药"。呕为气逆不散，故用生姜以散之。

《外台》文仲疗香港脚入心，闷绝欲死。

半夏三两，洗，切　生姜 二升半

上二味，内半夏，煮取一升八合，分四服，极效。

《圣惠》治五噎，胸膈咽喉不利，痰逆食少方。

半夏七枚，小者，汤洗，去滑，捣细，罗为散，都为一服，以浓生姜汤调服之。患年多者，不过三服，瘥。

魏氏《家藏方》殊胜汤，去痰涎，进饮食。

于本方，加甘草。

防己椒目葶苈大黄丸方

〔徐〕先服一小丸起，尤巧，所谓峻药缓攻也。

〔魏〕何云一丸，疑误。临病酌加为妥。

按：魏说似是。然赤石脂丸，亦梧子大服一丸，仍两存之。

卒呕吐心下痞。《本草图经》引云：又主呕哕，谷不得下，眩悸，小半夏加茯苓汤。按此亦心下支饮证也。

小半夏加茯苓汤方

《卫生家宝》竹叶汤，治热吐翻胃及伤寒遍身发热冷吐。

于本方，加竹叶。

《叶氏录验方》半夏汤，治肩臂痛。即本方。

假令瘦人脐下有悸。

按：此证即首条所谓痰饮之类已。脐下有悸，与肠间漉漉，稍同其辙，而用五苓散者，亦温药和之之意也。

五苓散方按小岛尚质曰："泽泻一两一分"，当作"五分"，始合古义。此方《伤寒》一以"铢两"称，却是后人所改。此说确。又按《外台》黄胆引《伤寒论》作"泽泻五分"，益足以征矣。

按：本证无发汗之理，方后多"饮暖水，汗出愈"一句，盖系于《伤寒论》有此文，而此亦附见者。尤氏说似牵会。朱氏《集验方》附子五苓散，治翻胃吐食。大附子一只，取空，入五苓散在内，炮熟，上为细末，用姜汤下。《何元寿方》

附　方

《外台》茯苓饮

按：此亦支饮证，而与苓桂术甘汤、小半夏汤等证，其机相近者也。

咳家其脉弦。

按：据次条，此亦膈间支饮也。又沈氏析此以下九条。题云"咳嗽"。曰：此与肺胀痛痿之咳嗽不同。而肺胀痛痿，乃陡起之证。此因饮蓄相搏而咳，所以另立一门也。此说似是。然本篇以咳嗽有因水饮者，而连类及之，非为咳嗽立门也。

夫有支饮家，咳烦胸中痛者。

〔朱〕夫曰：有支饮家，则支饮之由来旧矣。乃因循失治，病气变迁，有加无已。始也咳逆，今且壅闭而烦矣。始也倚息不得卧，今则胸中宗气，为饮邪搏结，有似兼悬饮之痛矣。夫病久邪盛，似可卒死。乃仍迁延至百日，或一岁者，只以支饮之邪，本实邪也。邪实宜攻，不嫌过峻。主以十枣汤，所谓有病则病，当之也。

按：赵程意与徐同，沈鉴意与魏同。朱氏所解，或可备一说，仍表出之。又尤氏曰："其甚者，荣卫遏绝，神气乃亡，为卒死矣。否则延久不愈。至一百日或一岁，则犹有可治。为其邪，痰缓，而正得持也。"亦通。

久咳数岁，其脉弱者可治。

〔魏〕又有久咳数岁，饮之留伏也久矣，证之成患也深矣。诊之脉弱者，久病正虚，是其常也。久病而邪亦衰，是其幸也。可以于补正气，寓逐水饮之法治之，徐徐可收功也，故曰可治。若夫诊其脉，而实而大而数，则正虚而邪方盛。欲补其正，有妨于邪；欲攻其邪，有害于正；可决其死也。然此亦为治之不如法者言耳。苟能遵奉仲景，以扶阳益气为本。以温中散寒，清热散邪为斟酌。以导水于二便，宣水于发汗为权宜。何遽致于必死乎？

咳逆、倚息不得卧。

按： 此即首条支饮证也。盖其人上焦素有停饮，今时气所触，相搏犯肺，以为此证。故与小青龙汤，双解表里，然非敢备诸般表候也。

青龙汤下已，多唾口燥。

按： 下已者，服毕也。多唾者，青龙之功著。而饮豁之征，犹今之患支饮者，及其欲愈，必吐稠痰。唾，亦稠痰也。宜参"肺痿"及前篇"肺中寒"条。口燥者，亦饮去之征，与渴同机。续后三条，俱举药验。此证亦即是已。而咳止息平，义寓其中矣。此下脉证，非为青龙汤而发。以其饮所在，不特上焦，亦潴于中下，而更或有所挟。今服汤之后，支饮虽散，他证嗣见者也。寸脉沉，尺脉微者。魏氏曰：寸脉沉者，支饮有窠囊，欲去之而不能尽去也。尺脉微者，正阳虚于下，而阴寒之气，斯厥逆而上奔也。此解似佳。唯尺脉微，岂为血虚而现乎？手足厥逆者，阳素不盛，今为饮遏住所致，与瓜蒂散之厥，其情相近。气从小腹，上冲胸咽者，下焦之水上迸也。手足痹者，其人血虚故也。其面翕热如醉，复下流阴股者，胃中有热，被饮迫动，或升或降也。小便难者，膀胱不输也。时复冒者，即是心下支饮之故，而有时失升也。先证，三焦俱有水，加以血虚与胃热。然其所急，特在气冲，故先用桂苓五味甘草汤，以抑逆散饮。此方比之苓桂术甘汤，有五味而少术。彼以胃为主，而此犹兼肺，故用五味以利肺气。比之苓桂甘枣汤，彼饮在下，而此饮在上也。

咳满即止，而更复渴。

〔赵〕服汤后，咳满即止。三变而更复渴，冲气复发，以细辛干姜乃热药，服之，当遂渴。反不渴，支饮之水，蓄积胸中故也。

按： 此节当以"至为热药也"为一截看。咳满即止，是姜辛之功著。然药势燥胃，故为渴而下焦之水，亦随发动。此际更宜苓桂五味甘草汤者，意在言外矣。"服之"以下，是接上文"治其咳满"句，言服之咳满即止，当发渴。而反不渴者，为心下有支饮也，渴反止。赵氏注"为反不渴"读。程氏亦然，宜从。此支饮与青龙证不同。所谓冒者，即前条时复冒之加重者也。复内半夏者，所以驱水饮，止呕逆也。

水去呕止，其人形肿者。

〔尤〕血虚之人，阳气无偶，发之最易厥脱，麻黄不可用矣。杏仁，味辛能散，味苦能发，力虽不及，与证适宜也。

按： 水去，即心下之水去，故呕止，是半夏之功著矣。然内水外溢，以为形肿，故治犹遵前法。而表水非麻黄不能驱除，盖杏仁之与麻黄，其性虽有紧慢之别，而其功用，则稍相均。以其人血虚，故以此易彼耳。其人遂痹者，前段手足痹也。厥者，亦即前段手足厥逆。倘得麻黄，以亡其阳，则更甚也。血虚者，尺脉微之应也。此无救逆之法，顾证既至此，则宜别处固阳救液之药，非前方加减之所治矣。

若面热如醉。

按： 此上四条，如云治其气冲，而承以冲气即低之类，其文上下相应，特此条自为起端。故程氏、尤氏以为别证。然其治仍守上方，则知亦接上来矣。面热如醉者，即前段所谓面翕热也。其初胃热未长，故不敢为意。今蓄饮未散，而胃热增剧，故加大黄以利之。徐氏所谓虽有姜辛之热，各自为功，而无妨者，实得其理矣。《千金方衍义》引赵氏，今二注本无考。

又按： 以上六条，皆设法备变者也。盖病有证候错杂，或陆续变替，乃不可不就其所急，而为之处疗者，是此诸条之所以设，而使人知圆机之妙者已。唯所叙诸证，未必一人兼备，亦未必非一人兼备。且所处之药，皆著其功。如更发他证者，是不必药之所致。要不过假此数端，以示为治之次第也。其初则时气触动，而其次则下焦水逆，次则肺饮复动，次则中焦饮遏，次则水气外溢，于是水饮之情状，纤悉无遗。而加以兼虚挟热，可谓密矣。

先渴后呕，为水停心下。

〔徐〕饮有久暂不同。此云先渴后呕，渴必多饮，从无呕证，而忽于渴后见之，其为水饮无疑矣。故曰此属饮家，暂时伤饮也。

〔鉴〕水停心下，中焦部也。中焦属胃，故不止病悸短气，而亦病呕也。病悸短气者，是水停胃外，从膈下而上干于胸也。病呕者，是水停胃内，从胃中而上越于口也。

〔余述〕许学上称平生病膈中停饮，觉酒止从左边下，漉漉有声，胁痛，饮食殊减，十数日必呕数升酸苦水。后揣度之，已成癖囊。如潦水之有科臼，不盈科不行，水盈科而行也。清者可行，浊者依然，盖下无路以决之也。是以积之五六日，必呕而去。稍宽，数日复作。脾，土也，恶湿，而水则流湿。莫若燥脾以胜湿，崇土以填科臼，则病当去矣。于是悉屏诸药，一味服苍术，三月而疾除。云云。愚以为许氏所患即支饮中一证，其所辨说，殊为精核。盖如苓桂术甘汤、泽泻汤、小半夏及加茯苓汤、茯苓饮等证，皆是支饮之自脾土失权而致者，即所谓癖囊也。癖囊之名，今世多唱之者，而少知其实为支饮者，又莫识支饮之证。得许氏之言，而其理更明者，故愚今表而论之。"癖囊"，本作"澼囊"。出《千金》"痰饮中"。

消渴小便利淋病脉证并治第十三
"小便利"，徐、沈、周、尤、朱作"小便不利"，宜从。

寸口脉浮而迟。

按：《巢源》以此条收之虚劳候中，可以确《金鉴》说矣。

趺阳脉浮而数。

《证治要诀》曰："中消消脾，脾气热燥，饮食倍常，皆消为小便。"

男子消渴，小便反多。

〔余述〕按：本篇之叙真消渴，仅此二证，即消中与下消也。《古今录验》虽分为三，其实亦不过脾肾二脏之病已。渴之为候，必自胃热。而上焦之热，必止咽燥。所谓口燥不渴者，皆为膈有热，而胃无热者言。然则仲景不及上消者，其意殆可见也。迄至宋金诸哲，以三消配之三焦。《卫生家宝》《简易方》《直指方》《保命集》等，是也。近日和田泰纯尝疑其说，不能无理。但《内经》有肺消、膈消之名。而厥阴病，既有消渴。盖为胃津竭乏，遂及胸膛者，乃不得言必无上消证。不敢臆定，以俟识者。

渴欲饮水不止者。

〔沈〕此亦非真消渴也。

按：尤氏曰："热渴饮水，水入不能消其热，而反为热所消，故渴不止。文蛤，味咸性寒，寒能除热，咸能润下，用以折炎上之势，而除热渴之疾也。"此亦一说，姑存之。

小便不利者，有水气。

按：朱氏以为上焦有热，下焦有寒，因渴而小便不利。误矣。此证之渴，即下焦蓄水，而升腾之气液失常之所致。栝楼根不啻生津液，亦能行水气。观柴胡桂枝干姜汤，此方治饮结。说见《伤寒论述义》。及牡蛎泽泻散，而可见也。此方用治小便闭，宜用肾气丸，而其人厌泥恋者，甚验。危氏《得效方》附子散，治小便不通。两尺脉俱沉微，乃阴虚故也。用绵附子、泽泻，各一两，灯心七茎，水煎服。亦此意也。

若渴欲饮水，口干舌燥者。

按：此条既出《阳明篇》中，则犹是似非真消渴，然以为中消证治，亦所无妨。

猪苓汤方

猪苓去皮　茯苓　阿胶　滑石　泽泻各一两

上五味，以水四升，先煮四味，取二升，去滓，内胶烊消。温服七合，日三服。按：此方《辑义》偶脱，今照原本录补。

水气病脉证并治第十四

论七首　脉证五条　方九首按此数目，并有讹，当考。

师曰：病有风水，有皮水。《脉经》"其腹如鼓"下，注曰：如鼓，一作如故不满。痈脓，《辑义》误写作"痈肿"。诸本皆作"脓"字。

按：风水，亦外证胕肿。其不言者，盖系省文。《医通》以为脱文。似非。《金鉴》以从上肿、从下肿，辨风水、皮水，恐失拘执。《辑义》"程"读为"跰"，"程"

金匮玉函要略述义

054

当作"鉴"。又皮水，其腹如鼓云云。宜从《巢源》及《脉经注》，改正为顺。正水，征以《水热穴论》《水胀篇》则此证亦必腹满。今不言者，亦系省文。《金鉴》言胸满自喘者，非是。要之风水、皮水，以表邪有无为辨。正水、石水，以喘不喘为别。其他证候，皆宜类推也。《医通》引经是《大奇论》《水热穴论》《评热病论》《阴阳别论》，然错综颠倒，颇加改易。学者宜考原文。

又按：《内经》之风水，为肾虚招风，以为水气，遂变正水者。仲景之风水，指邪水专郁于表者而言，其证稍异。又正水，盖水肿之正证。《水热穴论》曰："故水病，下为胕肿大腹，上为喘呼不得卧者，标本俱病，故肺为喘呼。肾为水肿，肺为逆不得卧，分为相输俱受者，水气之所留也。"《水胀篇》曰："水始起也，目窠上微肿，如新卧起之状。其颈脉动，时咳，阴股间寒，足胫肿，腹乃大，其水已成矣。以手按其腹，随手而起，如裹水之状。此其候也，俱是正水之谓耳。"《鸡峰普济方》曰："病肿者，皮肤紧急肿满。没指。若目下微肿，如卧蚕之状，及足胫皆肿，小便不利。其人喘急，脉沉大而疾。此由脾肾虚弱，肾虚水不能蓄，水气扬溢。脾胃虚则不能制水，水气流散于经络，经络水病，故能肿满，谓之正水。"此说甚核，足以相征矣。至石水，则考之《巢源》，其水沉凝不行，亦不上泛，殆近水鼓者也。《鸡峰方》又以为腹胀如鼓，按之坚硬，腹中时痛，谓之石水。绕脐坚硬，腹不痛者，谓之鼓气。是以痛不痛为别，恐非确论。又有治石水，用防己椒目葶苈大黄丸治验。文繁不录，宜阅。《巢源》又有毛水候，亦是皮水。又有大腹水肿候，亦即正水。并宜相参。又《三因》皮水，据《巢源》处以五皮散。

脉浮而洪，浮则为风。"相击"，徐、沈、朱作"相系"。"非恶风"以下八字，《圣济总录》引作"恶风者为风水"。

按：此条风强、气强二证，是客。风气相击证，是主。宜分别看，汗出乃愈。专属风水而言，不统前二证。赵氏曰：风者，外感之风也。气者，营卫之气也。所谓气强者，卫因热则怫郁，停而不行，气水同类，气停则水生。所聚之液血，皆化水也。程氏曰：气者，水气也。形盛于外，为气强。《内经》曰："津液充郭，其魄独居"，即气强之意也。魏氏曰：气者，水气，即湿邪也。湿邪挟风邪，作热于表也。尤氏曰：风，天之气。气，人之气。是皆失其和者也。风气相搏，风强则气从风，而侵淫肌体，故为瘾。气强则风从气，而鼓涌水液，故为水。风气并强，两相搏击，而水液从之，则为风水。汗之则风去而水行，故曰汗出乃愈。尤注与《金鉴》相发，最为稳贴。

身痒，多属表虚。特桂麻各半汤证。以不得小汗出，身痒，即是表郁。岂此条之类乎？

《平脉法》曰："脉浮而大，浮为风虚，大为气强。风气相搏，必成隐疹，身体为痒。痒者，名泄风。久久为痂癞"。林亿等注"眉少发稀，身有干疮而腥臭也"。

寸口脉沉滑者，中有水气。"拥"上，诸本有"微"字，《辑义》偶脱。

按：《灵枢·论疾诊尺篇》"视人之目窠上，微痈，如新卧起状，颈脉动，时咳，按其手足上而不起者，风水肤胀也。"此本条所原。先兄曰："'拥、臃'同，肿起也。"

太阳病，脉浮而紧。

按：身肿而冷，状如周痹。程氏属之黄汗。恐佳。痛在骨节，亦是黄汗。尤说为是。

跌阳脉当伏，今反紧。"寒"字句，"疝瘕"，宜接"腹中痛"读。
跌阳脉当伏，今反数。

〔徐〕此二条，言水病患别有宿病。人各不同，当从跌阳脉，与其旧疾见证别之。

〔尤〕跌阳虽系胃脉，而出于阴部，故其脉当伏。今反紧者，以其腹中宿有寒疾故也。寒则宜温，而反下之，阳气重伤，即胸满短气。其反数者，以其胃中有热故也。热则当消谷而小便数，今反不利，则水液日积，故欲作水。夫阴气伤者，水为热蓄而不行。阳气竭者，水与寒积而不下。仲景并举二端，以见水病之原有如此也。

按：诸家以跌阳脉伏为病脉，尤氏特以为平脉，而其注义亦畅，仍表出之。更推尤意。"此欲作水"一句，总括二条，亦顶胸满气短来。或曰此二条，前条是客，不过举其有寒者，以为照对，实无干水病。后条是主，示水之因热生者，此说亦有理。姑附存之。

又按：跌阳平脉，贵沉实，不贵浮露。故尤氏以伏为平脉。《辨脉法》曰："跌阳脉迟而缓。"胃气如经也。其意一也。但后条有"寒水相搏，跌阳脉伏"语，义相矛盾。当考。又《辨脉法》曰："跌阳脉微而紧，紧则为寒，微则为虚，微紧相搏，则为短气。"

夫水病患，目下有卧蚕。

按：《灵枢》无"目下微肿如蚕"之文。赵氏错引。盖目下如卧蚕者，色黄晶肿，如新卧起者，眼胞上庞然虚浮，其证自异。方书中或有曰"有若卧蚕才起之状者"，谬矣。

师曰：寸口脉沉而迟。

或曰：推他文例，"趺阳脉伏"一句，疑衍存考。

蒋示吉《医宗说约》曰："有血分症，妇人先经水断绝，而后四肢肿满，小便不通，此血瘀水道，以通经为主，宜小调经散。"

问曰：病者苦水，面目身体四肢皆肿。"脉"之上，《脉经》有"师"字，是。

〔赵〕此水病，脉之不言水，反言胸中痛等病，当时记其说者以为异，非异也，是从色脉言耳。

按：脉之不言水，反言胸中痛。二"言"字，沈氏属之病者，本于徐氏。赵氏则属之医师，殊觉妥协。盖此病者洪肿，如以常情，则当言其所苦，与治之所急，皆在水。而师反举胸中痛等证以为言，故人疑而设问也。《脉经》作"师脉之，不言水"，语意最明。《太阳上编》问曰："证象阳旦"条及《脉经》中，并有同语例，宜相参。又关元，即泛称下焦之名。亦见《厥阴篇》及《妇人杂病》中。又"医以为留饮而大下"之句，言医误认胁下急痛等证，以为悬饮、支饮之属，错用十枣等汤。盖当时未至身肿。而程氏谓见标证，面目身体、四肢皆肿。云云。而大下之者，殆未为当。又胃家"虚烦之烦"，即《太阳下编》"吐之内烦"之烦。

又按：《脉经》引《四时经》云："土亡其子，其气衰微。水为洋溢，浸渍为池。走击皮肤，面目浮肿，归于四肢。愚医见水，直往下之，虚脾空胃，水遂居之，肺为喘浮。"注云：肺得水而浮，故言喘浮。又《巢源》伤寒咳嗽候曰："水停心下，则肺为之浮。肺主于咳，水气乘之，故咳嗽。"又水肿候中曰："肺得水而浮，浮则上气而咳嗽也。"盖得斯说，而浮咳之义始晰矣。何氏《医碥》曰："水气喘者，水气逆行，肺气得水而浮。观浴河者，水浸至胸则喘可见。"

风水、恶风，一身悉肿。

按： 沈以为风多水少之证，恐拘。先兄曰："续，似续陆续之续，汗常出而不止。又前第四条曰：其人不渴，汗出即愈。此为风水。"存参。《评热病论》论风水，有口干苦渴证。

越婢汤方

按： 药有性有用，方之既成，或取其性，或取其用。如此方，则石膏得麻黄之温发，但存逐水之用，相藉以驱水气。石膏逐水。《本草》不言。然仲景用之驱饮者，不一而足。加术汤，则麻石之功，与前方同。而术与麻黄相藉，走外之力稍胜矣。性用诸义，详开于拙着《药治通义》中。

防己茯苓汤方

按： 此方系于发表利水相兼之剂。防己、黄芪，俱逐外水，义具于湿病，防己黄芪汤下。须互参。

越婢加术汤方

按： 此方与次方所主之证，盖在轻重剧易之别，不必拘有热无热矣。

甘草麻黄汤方

《千金翼》麻黄汤，主风湿水疾。身体面目肿，不仁而重方。即本方。重覆，日移二丈，汗出。不出，更合服之。慎护风寒，皮水，用之良。

《秘传经验方》走马通圣散，治诸风湿及伤风伤寒头疼，并治疗疮一切肿毒，手足疼痛，风痹不仁。

即本方，炒微黄，碾为细末。每服三钱，用水钟半，锅内滚一大沸，凉，温服。盖被，暖不透风，汗出为度。仍要谨慎风触，遂无重复。

水之为病，其脉沉小，属少阴。

按： 少阴，即与伤寒少阴病同义，系于表虚寒之谓。其用麻黄附子甘草汤，取之温发。沈氏说虽巧，犹未免牵凑。

厥而皮水者。

《医心方》张仲景方，青龙汤，治四肢疼痛，面目胕肿方。

麻黄_{半斤去节去末} 细辛_{二两} 干姜_{二两} 半夏_洗

凡四物，切，以水八升，煮得二升，一服止。

又云：治脾胃水，面目手足肿，胃管坚大满气，不能动摇，桑根白皮汤方。

桑根白皮_{切，二升} 桂_{一尺} 生姜_{三颗} 人参_{一两}

凡四物，切，以水三斗，煮取桑根，竭得一斗，绞，去滓。内桂、人参、生姜、黄饴十两，煮之，竭得七升，服一升，消息更服。今按《本草》桂一尺，重半两为正。按上出其第十卷，治通身水肿方中，未知果是本经之遗否？姑附于此。

〔余述〕按：本篇，首叙四证，而篇中特举风水、皮水，不及正水、石水。其论治法，有云可下之，有云当利小便，有云当发汗。今考篇中，殊详于发表之方，而至攻下渗利之药，则缺而不出。岂皆是后人之所删，难。抑仲景之引而不发者乎？

黄汗之病。

先兄曰："此条当为五节读，首二句，概称黄汗之证也。而下曰历节，曰劳气，曰生恶疮者。以其与黄汗相类，而实不同，举以示之也。历节必兼寒邪，故周身发热。"尤氏所举第四条文，彼注属之皮水。与此抵牾。然其属黄汗者，为是。

桂枝去芍药加麻黄细辛附子汤方_{《外台》引《深师》名附子汤，主证与本条同。}

甘草，炙，麻黄，去节，三两，细辛三两，附子，冠"大"字，大枣，有"擘"字。"煮麻黄"下有"再沸"二字。方后云：仲景《伤寒论》名桂枝，去芍药，加麻黄、细辛、附子汤。赵本，作桂姜草枣黄辛附子汤方。

心下坚，大如盘。_{《本草图经》引无"边如旋盘"四字，宋本《外台》"饮癖门"引《备急》亦作枳实术汤。}

按：上条与此条，其病俱在内，与外体浮肿者不同。今编在本篇者，未详其解，疑是《痰饮篇》中所错也。

《巢源》"气分候"曰："夫气分者，由水饮搏于气，结聚所成。气之流行，常无壅滞，若有停积，水饮搏于气，则气分结而住，故云气分。"

《医学纲目》曰："气分，谓气不通利而胀。血分，谓血不通利而胀。非胀病之外，又别有气分血分之病也。盖气血不通利，则水亦不通利而尿少。尿少，则腹中水渐积而为胀。但气分，心下坚大，而病发于上。血分，血结胞门，而病发于下。气分，先病水胀，后经断。血分，先经断，后病水胀也。"按楼氏此说，凑合水分为言，殊属刺缪。

枳术汤方《外台》"两见"并作"白术三两"。《本草》引同，无"白"字。《外台》引《备急》及《本草》亦"水五升"作"水一斗"。

《侣山堂类辨》曰："《金匮要略》用枳术汤，治水饮所作。"心下坚，大如盘，盖胃为阳，脾为阴。阳常有余，而阴常不足。胃强脾弱，则阳与阴绝矣。脾不为胃行其津液，则水饮作矣。故用术以补脾，用枳以抑胃。后人不知胃强脾弱用分理之法，咸谓一补一消之方。再按《局方》之四物汤、二陈汤、四君子汤、易老之枳术丸，皆从《金匮》方套出。能明乎先圣立方大义，后人之方不足法矣。按胃强脾弱，补脾抑胃，并似迂曲。

《外台》文仲、徐王枳实散，宜春秋服。消肿利小便，兼补疗风虚冷胀不能食方。

枳实半斤炙，桂心一斤，茯苓，白术各五两，为散，酒服方寸匕，日三服，加至二匕，《千金·月令》主结气方。

白术，枳壳炒，上等份，捣筛，蜜丸如梧子大，空腹饮下二十五丸。

《圣惠》治癖结不能饮食，心下虚满如水者，枳实散方。

于本方，加半夏、生姜，水煎。

又治膈气心胸间痛方。

于本方，加神曲，各一两，为散，不计时候，热酒调下一钱。

又治饮癖气分，心下坚硬如杯，水饮所作，桂心散方。

于本方，加桂心、细辛、附子、槟榔、姜、枣，用枳壳，水煎服。按此严氏枳术汤组方。

又治饮癖，心下坚，大如杯。时复疼痛，宜服此方。

于本方，加桂心、生姜。

《百一选方》治一切浮肿，水气亦可治。

于本方，如吴茱萸、茯苓、生姜，水煎。

《奇效良方》加味枳术汤，治气为痰所隔，心下坚胀，名曰气分。

枳壳、白术、辣桂、紫苏、陈皮、槟榔、桔梗、五灵脂、木香各一分半夏、茯苓、甘草各二分 每服二钱，水二盏，生姜三片，煎至一钟，去滓，食前温服。

黄疸病脉证并治第十五

论二首　脉证十四条　方七首按：当作六首。

寸口脉浮而缓。

〔尤〕脾脏瘀热而色黄。脾者，四运之轴也。脾以其所瘀之热，转输流布，而肢体面目尽黄矣，故曰瘀热以行。

按：《平人气象论》曰："缓而滑，曰热中。"《邪气脏腑病形篇》曰："缓者多热。"《平脉法》曰："缓者，胃气实。实则谷消而水化也。"又《伤寒论》曰："伤寒，脉浮而缓，手足自温者，是为系在太阴。太阴者，身当发黄。"合此诸义观之，则知是缓为胃热，而浮缓为发黄之诊。又知浮则为风之风，即热气外熏之谓。《伤寒论》有此例。非邪气中表之义。又知"缓则为痹"之"痹"字，盖是"瘅"字之讹。始与文义相叶。缓、瘅、烦三字韵，黄行二字韵。顾以其讹作"痹"，后人不辨，遂补"痹非中风"一句也。再按"痹非中风"一句，推他文例，当是"风瘅相搏"四字。此愚弱冠时说，极知臆妄。然"痹"字遂难解，注家循文解释，不免牵强。仍姑存录，以俟识者。《仓公传》曰："风瘅客脬，难于大小溲溺赤。"

趺阳脉紧而数。

〔赵〕女劳疸，惟言额上黑，不言身黄，省文也。后人虽曰交接水中所致，特其一端耳。

按：先兄曰："尺脉浮为伤肾，趺阳脉紧为伤脾"二句插入，以对示女劳疸、谷疸二证之脉。此不承"食即为满"句，亦不接"风寒相搏"句，注家与上下相连为解，殆觉舛谬。又阴被其寒，诸注以阴为肾脏，似失当。特尤氏曰：谷不消而气以瘀，则胃中苦浊。浊气当出下窍，若小便通，则浊随溺去。今不通，则浊虽下流，而不外出。于是阴受其湿，阳受其热，转相流被，而身体尽黄矣。朱氏曰：是太阴虽被寒郁，而郁久化成之湿热，流祸膀胱。并是。又按女劳疸，注家以为肾热，其说诚是。盖人斫丧太过，精液亏乏，则肾中之阳必亢极，营血为之郁黯，遂为发黄也。又此证小便自利。魏氏曰：阳虚气降，无所收摄节制也。《金鉴》曰："膀胱急，小便利，下焦虚也。"腹满如水状，脾肾两败，故谓不治也。亦是一说。盖此证本是下虚，故其初小便不禁，久而真元闭绝。小便不利，遂至腹如水状也。

又按：舒氏《伤寒论集注》曰："酒中有热有湿，均足为患，因其本气而患之。本气虚寒者，本不患热，惟患其湿。真阳素旺者，不患其湿，而患其热。"（此本于张介宾《酒泄说》，然其意少异。）盖酒疸之证，舒氏所谓"不患其湿而患其热"者也。

酒疸心中热。

按：此上条，脉浮者之谓，似不必与"懊侬"有微甚之别。

酒疸下之，久久为黑疸。

按：据《巢源》《千金》，诸疸皆久为黑疸，虽黑微黄，盖通言之，不特自酒疸变者。（变作桃皮色，亦本于《巢源》）尤氏以女劳疸对言，然女劳疸，亦尺脉浮，身尽黄，不必脉沉，身纯黑。

师曰：病黄疸。

按：此条言黄疸有因火劫得者，然此病多自湿得之，而其证有二端。尤氏谓非内兼湿邪，则热与热相攻。而反相散者，恐失其当。如《伤寒》"火逆"条两阳相熏灼，其身发黄。风温被火，微发黄色，阳明病被火，必发黄，俱不内兼湿邪者。

腹满舌痿黄。

按：赵氏曰："黄疸之黄深，实热之黄。痿黄之黄浅，虚热之黄。"当考。

疸而渴者，其疸难治。

按：赵氏曰："疸，即瘅也。单阳无阴，此说本于《圣济》。"未确。盖发黄用"瘅"字，见《玉机真脏论》。胃热用"疸"字，见《平人气象论》。此"瘅""疸"相同之明征也。又《刺疟篇》："胃疟者，令人旦病也。"《太素》"旦"，作"疸"。注："疸，音旦，内热病也。"

谷疸之为病，寒热不食。

〔沈〕浊气内壅，所以心胸不安。不安者，即懊侬热痛之类也。

茵陈蒿汤方

赵氏曰："盖茵陈汤，治热结发黄。佐栀子，去胃热，通小便。更以大黄为使，荡涤之。虽然治疸，不可不分轻重。如栀子柏皮汤，解身热发黄，内热之未实者。麻黄连翘赤小豆汤，治表寒湿，内有瘀热而黄者。大黄硝石汤，下内热之实者。栀子大黄汤次之，茵陈汤又次之。"

按：栀子大黄汤治上热，此方治胃热，其病位本不同。且此方大黄二两，彼则一两。此方其剂大，彼则剂小。可知此方力重于彼，喻氏亦以此为轻，误矣。栀子柏皮汤、麻黄连翘赤小豆汤二方，《伤寒论述义》有详说，兹不赘。

又按：尿如皂角汁状，此湿去之征。故曰黄从小便去也。

《幼幼新书》《吉氏家传》治小儿身体黄及小便黄，眼白睛黄，即是疸也，宜此方。

于本方，加朴硝。

黄家，日晡所发热，而反恶寒。《外台》"疸"作"瘅"。《本草图经》引亦"疸"作"瘅"。"其腹胀"，作"腹胁胀满"。

按：发热而反恶寒，《金鉴》说为是，尤注难从。

又按：此证本是虚因，而更有水蓄腹满，故云难治。盖仲景书，其称难治者，在《伤寒论》则七见，在本经则五见。大抵谓病寒热相错，虚实互呈，其治不得纯一。有所顾虑者，宜深味焉。余尝著《虚实论》既有详说，录在《药治通义》中，宜参。

硝石矾石散方《图经》引作"硝石、熬黄、矾石，烧令汁尽。二物等之合，秘绢筛，大麦粥汁和，服方寸匕，日三。重衣覆取微汗，病随大小便去。小便正黄，大便正黑也。大麦用无皮者"。

按：此方用大麦粥，其理与石膏配粳米相同。《药性论》云："硝石，君，恶曾青，畏粥。"

《本草纲目》曰："绿矾，燥湿化涎，利小便，消食积，故胀满黄肿，疟痢疳疾方，往往用之。"其源则自张仲景用矾石、硝石，治女劳黄疸方中，变化而来。

《圣济》治赤白痢，矾石丸。白矾四两，硝石一两半，捣为末。云云。用米醋浸，炊，饼心丸，如梧桐子大，每服十丸，空心米饮下。

《魏氏家藏方》硝矾圆，治暗风、痫病年深者。

于本方，（硝石半两，白矾一两，枯）加赤石脂（二两，火）为细末。糯米粥为丸，如绿豆大，每服十五丸。食后温水下，日进三服。一日一次发者，服之半月，永除根本。

酒黄疸，心中懊恼。首句《外台》作"酒瘅者"。

按：此上条，脉沉弦者之治也。

栀子大黄汤宋本《外台》栀子七枚，擘；枳实，破，水渍，炙；香豉一升，绵裹，分温三服，作，去滓，温服七合，日三服。

诸病黄家，但利其小便。

按：桂枝加黄芪汤证，即湿邪表郁者，盖与湿家身色如熏黄，有阴阳之别。

诸黄，猪膏发煎主之。

按：赵氏既引《伤寒类要》以证此条之为血燥。然其说冗杂不核，仍不采入。

猪膏发煎方

《圣惠》治黄疸，耳目悉黄，食饮不消，胃中胀热，此肠间有燥粪，宜服此方。

上煎炼猪脂五两，每服，抄大半匙，以葱白汤频服之，以通利为度。

沈氏《尊生书》曰："有服对证药，不能效。耳目皆黄，食不消者，是胃中有干粪也，宜饮熬猪油。量人气禀，或一杯，或半杯，日三次，以燥粪下为度，即愈。"

黄疸病，茵陈五苓散主之。

按：此条不言何疸，殆是谷疸之轻证。否则，湿邪内郁所致乎？

黄疸腹满，小便不利而赤。

按：此条不言何疸，盖是谷疸之最重者也。自汗出，为里热蒸迫之候。诸注以为表和者，非是。盖此证一属里实，故举"表和"二字，以征自汗之非表邪也。

大黄硝石汤方《千金》"硝石"作"芒硝"，难从。宋本《外台》："煎取二升半，去滓，内硝石，更煎取一升，先食，顿服。"

按：硝石矾石散及此方，不用芒硝，而用硝石者，盖以芒硝润品，不宜湿热，故取于火硝之燥且利焉。繇是观之，则今之医治阳明病，于承气汤中换用硝石者，坐于不深研经旨矣。

黄疸病，小便色不变，欲自利。

〔朱〕此黄疸中之中气虚寒者，小便色不变，非时下无壅热，并见虚寒之象。乃自利腹满而喘，是浊邪横逆，清气不运，使医者误认腹满而喘为实热，反以寒药除之，益致胃败而为哕。且以小半夏汤，温通上焦，以止逆除哕，而后渐次调理脾胃，可也。

按：《阳明篇》曰："阳明病，不能食，攻其热必哕。所以然者，胃中虚冷故也。以其人本虚，攻其热必哕。"正与此条同机。

《圣惠方》治阴黄、小便色不变，欲自利而不利，腹满而喘者必哕。哕者，宜服小半夏汤方。

于本方，加人参、葛根。

男子黄，小便自利。

〔赵〕男子黄者，必由入内虚热而致也。反见小便自利，为中下无热，惟虚阳浮沉为黄耳。按"沉"疑"泛"字。故与治虚劳之剂补正气。正气旺，则营卫阴阳和，而黄自愈矣。

按：赵说是，盖女劳疸初起之证治也。先兄曰："上条有手足中热，膀胱急，少腹满诸证。而此特举小便自利者，使人推知其他也。"今与《虚劳篇》相参，其膀胱急，少腹满者，尤氏所谓阳病不与阴和，则阴以其寒独行，为里急，为腹中痛，而其实非阴之盛者。若身体尽黄，手足中热，亦尤氏所谓阴病不能与阳和，则阳以其热独行，为手足烦热，而实非阳之炽者。阴阳不相和谐，外生虚热。而所谓黄病，非土色外呈之候。其用小建中汤者，意在使阴阳相就，而寒以温热以和也。

附　方

瓜蒂汤

《外台》《延年秘录》疗急黄，心上坚硬，渴欲得水吃，气息喘粗，眼黄。但有一候相当，即须服此瓜蒂散，吐则瘥。

于仲景原方中，去香豉。又许仁则方，有用瓜蒂、丁香、赤小豆，捣筛末，以新汲水和，一方寸匕，与服者。

《千金》麻黄醇酒汤。《外台》"疸"作"瘅"。《本草》《伤寒类要》引张仲景《伤寒论》文稍与《外台》同。"二升半"，作"半升"，下有"去滓"二字。

〔余述〕按黄疸之病，有阴阳二证，更有湿胜、燥胜之异。今考经文，酒疸，阳而属燥者也，故治主清凉。女劳疸，阴而属燥者也，故初治从和中，而末治须润导。谷疸，有阳有阴。其阳属湿热，治在疏荡。其阴属寒湿，治要温利。后世以茵陈附子并用者，即寒湿之治已。如茵陈五苓散证，岂湿热发黄之轻者乎？此诸黄者皆病之属里者也。如桂枝加黄芪汤证，湿热郁表，亦阳黄之类已。此他《伤寒论》中发黄诸条，不一而足，皆与本篇互发，学人宜参互详审焉。

惊悸吐衄下血胸满瘀血病脉证治第十六

按：胸满，是瘀血中一证。不宜于篇题中有此二字，从删为是。

按：惊悸心疾，血心之所主，此其所以合为一篇欤。

寸口脉动而弱。

〔赵〕心者，君主之官，神明出焉。不役形，不劳心，则精气全，而神明安其宅。苟有所伤，则气虚而脉动，动则心悸神惕。精虚则脉弱，弱则怔忡恐悸。盖惊自外物触入而动，属阳，阳变则脉动。悸自内恐而生，属阴，阴耗则脉弱。是病宜和平之剂，补其精气，镇其神灵，尤当处之以静也。

〔朱〕因物所感则为惊，神虚怵惕则为悸。分言之，似有动静虚实之别。而惊则未有不悸，悸则未有不易惊者，其原流自属一致。仲景独取寸口，以"动而弱"三字，绘出惊悸之脉象，而仍分疏之。曰："何以知其为惊？以其脉之厥厥动摇也。何以知其为悸？以脉动之中而自软弱也。"则脉之动而弱，必兼见。则症之惊与悸，亦相因而生。此自然之理也。

师曰：尺脉浮，目睛晕黄，衄未止。

〔鉴〕浮脉主阳主表，若目睛清洁，主阳表病也。目睛晕黄，主血脉病也。盖以诸脉络于目，而血热则赤，血瘀则黄。今目睛黄晕，知其衄未止也。若晕黄去，目睛慧了，知其衄已止。

按：尺脉以候血分，《金鉴》似是。晕黄去，目睛慧了。其脉静者，可推而知也。《周礼注》郑司农云："辉，谓日光气也。""辉"即"晕"字。《释名》曰："晕，卷也。"气在外卷结之也。日月皆然。

病人面无血色，无寒热。

按：面无血色，无寒热，是该衄、下血、吐血而言。徐氏曰："烦咳条不言脉，'浮弱'二字贯之也。"又《金鉴》曰："脉沉，当是脉浮。脉浮，当是脉沉。"文义始属，必传写之讹。《金鉴》说不妥。盖脉浮，是血逆之候；沉弦，是血虚之征。

夫吐血，咳逆上气。

按：《圣惠方》"香港脚门"曰："上气脉数，不得卧者，死。盖病属虚，及实中挟虚者，见此脉证，必为不治。"

夫酒客咳者，必致吐血。 《医心方》引《医门方》"也"字，作"难疗"二字。
病人胸满，唇痿舌青。

〔赵〕是证瘀血，何邪致之耶？《内经》："有堕恐恶血留内，腹中满胀，不得前后。"又谓"大怒则血菀于上"。是知内外诸邪，凡有所抟积而不行者，即为瘀血也。积在阴经之隧道，不似气积于阳之肓膜。然阳道显，阴道隐。气在肓膜者，壅胀显于外。血积隧道，惟闭塞而已。故腹不满，因闭塞自觉其满，所以知瘀血使然也。

按：《脉经》所谓"当汗出，不汗出为瘀血"。亦出《外台》《短剧》芍药地黄汤主疗，及《巢源》伤寒诸候中，且芍药地黄汤方后云：其人喜忘如狂者，加地黄三两、黄芩三两。其人脉大来迟，腹不满。自言满者，为无热。但根据方服，不用黄芩也。上据宋本录《千金》"加地黄"，作"加大黄"。为是。末句作"但根据方不须有所增加"，无"不用黄芩也"字。据此，此条证即芍药地黄汤所主也。

又按："唇痿"之"痿"，本是"萎"字，即失色之谓。《金鉴》以"痿""痒"释，误。

病者，如热状烦满。

按："而渴"，疑"不渴"讹。盖血热诸条，但有欲漱水证，不敢言有渴。验之病者，亦必不欲咽。且而不互错，往往见之。宜考《辑义·水气篇》。徐氏曰：瘀血症，不甚则但漱水，甚则亦有渴者，盖瘀久而热郁也。殆是望文生义者已。

心下悸者，半夏麻黄丸主之。《本草图经》引张仲景《伤寒论》同。

按：赵氏论悸有三种，文繁不录。

吐血不止者。赵，"止"作"足"。

〔赵〕夫水者，遇寒则沉潜于下，遇风则波涛于上。人身之血，与水无异也。得寒而和，则居经脉，内养五脏。得寒之凛冽者，则凝而不流，积而不散。得热之和者，则营运经脉，外充九窍。得热之甚者，风自火狂，则波涛汹起。由是观之，吐血者，风火也。

柏叶汤方《本草图经》云："张仲景方疗吐血不止者，柏叶汤主之。青柏叶一把，干姜三片，阿胶二铤，炙。三味，以水二升煮一升，去滓，别绞马通汁一升，相和合，煎，取一升，绵滤，一服尽之。"

按：《本草》黑字，柏叶、艾叶，并味苦、微温、无毒。白字，干姜，止血。程氏所举《神农经》，及马通性用，并黑字文。

陶氏《本草序例》曰："云一把者，重二两为正。"按：《医心方》，稍有异同，宜参。又引《范汪方》云："胶一铤，如三指大，长三寸者，一枚"，是也。

朱氏曰：《千金方》有阿胶三两，亦佳。但近日无真阿胶，徒增黏腻耳。

下血先便后血，此远血也。

按：徐氏曰："下血较吐血，势顺而不逆，此病不在气也。当从腹中求责，故以先便后血，知未便时血分不动，直至便后努责，然后下血。是内寒不能温脾，脾元不足，不能统血。脾居中土，自下焦而言之，则为远矣。"此说似是，仍存之。

下血先血后便，此近血也。

〔赵〕此出大肠，故先血后便。以湿热之毒，蕴结不入于经，渗于肠中而下。赤小豆，能行水湿，解热毒。《梅师方》皆用此一味治下血。况有当归破宿养新，以名义观之，血当有所归，则不妄行矣。

《妇人良方》曰："粪后下血者，其来远。粪前有血者，其来近。远近者，言病在上下也。"

张氏《医通》曰："《千金》用伏龙肝汤，即治先便后血之黄土汤中，除去术、附，加干姜、牛膝、地榆、发灰。与《金匮》主治，则有寒热之殊，不可不辨。"可见治血但使归经，不必论其远近也。《外科正宗·内痔治验》曰："大抵此症所致之由不同，当究其因治之。如元气有余，形黑气盛，先粪而后紫血者，更兼脉实有力，此属有余。法当凉血止血，药应自效。至若形体瘦弱，面色痿黄，先鲜血而后粪者，更兼脉虚无力，此属不足。岂可反用凉药止之？致伤脾胃。此症若不温中健脾，升举中气，其血不得归原，故药难效，远其根本也。"按此说，似与经旨相左，然亦足以互发，仍拈出之。鸡峰《普济方》赤小豆散，治大便秘。即本方。

心气不足，吐血、衄血。

按： 赵氏曰：心气不足者，非心火之不足，乃真阳之不足也。此说属真。尤氏暗驳正之，实本于《医通》。赵又曰："若《济众方》，用大黄治衄血。更有生地汁，则是治热凉血，亦泻心汤类耳。"此尤所本。

呕吐哕下利病脉证治第十七

问曰：病人脉数，数为热。"脉弦者，虚也。"以下，《脉经》为别条。**病患欲吐者，不可下之。**

〔朱〕此总为吐家而设大戒，非特指胃反言也。

按： 伤寒呕多，虽有阳明证，不可攻之。其理一也。

又按：《脉经》所载，有出于本经之外者，宜参阅。今拈一条。夫吐家，脉来形状如新卧起。

哕而腹满。

按： 此条恐是错出，似宜在橘皮汤条上。

茱萸汤方《本草图经》引"人参一两，生姜一大两，大枣二十枚"。

半夏泻心汤方 按："再煮"，当作"再煎"。

黄芩加半夏生姜汤方 按："大枣十二个"，当作"十二枚"。

呕吐而病在膈上。《外台》"后"下有"必"字。
呕而脉弱，小便复利。

按： 尤氏曰："或云呕与身热为邪实，厥利脉弱为正虚。虚实互见，故曰难治。四逆汤，舍其标而治其本也，亦通。"此说不是，姑存之。

呕而发热者。

《证治准绳》曰："《金匮方》云云 洁古用小柴胡汤，加青黛，以姜汁打糊丸，名清镇丸。治呕吐、脉弦、头痛。"盖本诸此。按《保命集》名青镇丸。

大半夏汤方《本草图经》引"半夏三升，二百四十遍"。《大观本》作"一百四十遍"。《政和本》作"一百二十遍"。"二升半"，并作"三升半"。"余分再服"作"日再"下有"亦治膈间支饮"句。

按： 魏氏曰："服后多煮白蜜，去其寒，而用其润。俾黏腻之性，流连于胃底，不速下行，而半夏人参之力，可以徐斡旋于中，其意固微矣哉。"此说颇巧，然不如李升玺之稳贴。

《医心方》《范汪方》治胸中乏气而呕欲死方。

人参二两　茯苓二两　生姜三两　白蜜五合　半夏三升洗

凡五物，入蜜，内六升水中，挠之百遍。以余药合投中，煮得三升，分四服，禁冷食。治干呕，亦用此。

《本草图经》云："李绛《兵部手集》，疗反胃呕吐无常，粥饮入口即吐，困弱无力。垂死者，以上党、人参二大两，水一大升，煮取四合。热顿服，日再，兼以人参汁煮粥与服。"

又《经验后方》治大人小儿，不进乳食，和气去痰。人参四两、半夏一两、生姜汁熬一宿，曝干为末，面糊丸如绿豆大，每服十丸。食后，生姜汤吞下。

《御药院方》橘皮枳壳汤，治胸膈气痞，短气噎闷，不得升降。

枳壳麸炒，去穰　半夏不制，各二两　陈皮不去白，三两　人参一两

上四味，用泉水五大升，入白沙蜜四两调匀，用勺扬药水，二百四十遍。煮取一大升，去滓，分作三服，一日当服尽。食后服之。

食已即吐者。

按： 高世栻曰："食已即吐者，非宿谷不化之胃反，乃火热攻冲之吐逆。"沈氏曰："此方，脾胃干结者宜之。当与'上不可下'之条，反复互看，始得仲景前后之意。"朱氏曰："胃反，病在下脘。因无阳气化谷，故食久反出，今即吐。明有实邪壅阻中脘，不能容谷。若邪阻上脘，并不能食矣。"此诸说足与《金鉴》相发。然先兄曰："此证胃中旧有积滞，故新谷入则不能相容，霎时变出也。"古人属火之说，恐为强解，此说为核。且朱氏谓胃反病在下脘者误。盖胃反，胃中无物相得激，故食下暂安，而后出也。此方用甘草，取之能缓上迫，遽引大黄令下达耳。先兄又曰：《千金》用单甘草汤，治服汤呕逆，不入腹者，正此汤用甘草之意。又按《金鉴》朝食暮吐者，寒也。食已而吐者，火也。此"寒火"二字，改为"虚实"，其理自通。尤氏又曰：丹溪治小便不通，用吐法，以开提肺气，使上窍通，而下窍亦通。与大黄甘草汤之呕吐，法虽异，而理可通也。亦是。

胃反，吐而渴欲饮水。

按： 此条证，中焦蓄水，气液为之壅遏，不能升腾滋养，故使渴欲饮水。李氏以为津液亡者，误矣。宜参《伤寒论辑义》五苓散条。又此方，桂枝佐苓术等，以温散水饮，生姜以降逆气。尤氏以为散邪气者，亦误矣。

茯苓泽泻汤方

《外台》《集验》茯苓小泽泻汤。按：《医心方》引《经心方》名茯苓汤。

《圣济》治胃反吐逆，发渴饮水，茯苓饮方。

于本方，去生姜，加干姜。

又治心脾壅滞，暴渴引饮，茯苓饮方。

于本方，去生姜，加黄连、大黄、小麦。

《宣明》桂苓白术丸，治消痰逆，止咳嗽，散痞满壅塞，开坚结痛闷。

于本方，加半夏、红皮，_{用干生姜} 为末。面糊为丸，如小豆大。生姜汤下二三十丸，日三服。

吐后，渴欲得水，而贪饮者。

按： 此条病轻药重，殊不相适。柯氏以此汤，移置于《太阳下编》文蛤散条。仍考此条，乃是文蛤散证，彼此相错也。《消渴篇》曰："渴欲饮水不止者，文蛤散主之。"可以互征矣。但"兼主微风脉紧头痛"一句，即汤方所主也。

半夏干姜散方

按： 半夏散，不能散服者，水煮。此方浆水服，俱是取于不戟咽乎？后世有煮散法，其理自异。

《圣惠》治冷痰饮，胸膈气满，吐逆不思饮食方。

于本方，加丁香，以生姜粥饮，调下一钱。_{半夏二两，余并一两。}

又治痰逆，暖胃口，恶饮食方。

于本方，_{各半两} 加白矾，_{一两烧灰} 为末。以生姜汁煮面糊和，丸如梧桐子大。每服不计时候，以姜枣汤下二十丸。

生姜半夏汤方

按： 此汤一升分四服，殊与常例不同。《伤寒蕴要》曰："凡呕而不止者，服药宜徐徐呷下，不可急也。"盖其义也。

干呕哕，若手足厥者。

按： 干呕与哕，自是二证，盖言干呕若哕也。魏氏曰："为病之浅者言之也。若夫病之深，阳气微弱之甚者，则非四逆不足以取效也。或者先用此，以顺行其气，而后与以四逆，亦次第浅深之治也。"此说失当。

橘皮汤方

《十便良方》指迷橘皮甘草汤，治若身大热，背微恶寒，心中烦闷，时时欲呕，渴不能饮，头目昏痛，恶见日光，遇凉稍清，起居如故，此由饮食失宜，胃中空虚，热留胃口，其脉虚大而数，谓之中暑。

于本方，加甘草。

橘皮竹茹汤方

《千金翼》竹茹汤，主哕方。

于本方，去人参、大枣，加半夏、紫苏。

《三因》橘皮竹茹汤，治胃热多渴，呕哕不食。

于本方，去大枣，加茯苓、枇杷叶、麦门冬、半夏。

《卫生家宝》人参竹茹汤，治一切呃逆，及治伤寒中暑等吐。

于本方，去大枣，加半夏。

《活人事证方后集》橘皮汤，治中暑痰逆恶寒。即本方。

《伤寒蕴要》橘皮竹茹汤，治胃中壅热而哕呕者。

于本方，去参、姜、枣，加半夏、茯苓、黄连、葛根。

《伤寒大白》人参橘皮竹茹汤，治胃虚呃逆。

于本方，去大枣，加浓朴、半夏、藿香。

〔余述〕呕吐之证，其因不一。今细检经方，吴茱萸汤之呕与干呕，因阴逆。四逆汤之呕，因阳败。大黄甘草汤之吐，因食壅。除此之外，凡十一方，虽其兼凉兼温之殊，大要皆不出于驱饮逐水，则知其系于水饮所致者为多。盖胃喜燥而恶湿，故水饮停潴，其气易逆也。蚘之为物，最能使呕，叙在次篇。哕，旹举气逆证。然《黄疸篇》有小半夏汤之法，则亦有自停饮者，可以推知。而其更有数因，前人辨之尽矣。

夫六腑气绝于外者。

按：《金鉴》曰："气绝，非谓脱绝，乃谓虚绝也。"朱氏曰：按"气绝"两字，当作"病气隔绝"论。若真阴阳气绝，岂止手足寒与不仁哉？二说并存考。程氏又曰：不禁则上无胀闷，中无痛楚，下无奔迫。但孔如竹筒，漫无约束，直流不休，诃子粟壳，咸无功矣。虽有卢扁，将安施乎？此说信然。

下利，脉数而渴者，今自愈。

按：邪热逼血，血渗入于肠，故清脓血。魏氏曰："热且蓄停肠脱，酿为污秽，脓血随利而下。"此亦理之所有也。

下利清谷，不可攻其表。《脉经》"胀满"下，有"其脏寒者当下之"七字。

下利，脉迟而滑者，实也。

成氏曰："《经》曰：脉迟者，食干物得之。"按此语，未详所出，当考。《金匮要略》曰："滑则谷气实。"下利脉迟而滑者，胃有宿食也。脾胃伤食，不消水谷，是致下利者，为内实。若但以温中厚肠之药，利必不止，可与大承气汤下去宿食，利自止矣。

下利已瘥，至其年月日时复发者。

按：朱氏曰："因初病利时，漫用药止住，而病根不拔，旧于此时受邪者，脏气即应时相感，而复病焉。"此说不必。又按《伤寒缵论》曰："此条，世本尚有'宜大承气汤'五字，衍文也，故去之。详未尽之邪，可以留伏经年而发，必系寒邪。寒邪惟可备急丸温下，不应大承气寒下也。设属热邪，必无经年久伏之理。"此说拘执，不可从。

又按：《脉经·下利篇》所载诸条，出于本经之外者，今录于左。曰："脉滑，按之虚绝者，其人必下利。"曰："下利而腹痛满者，为寒实，当下之。"曰："下利腹中坚者，当下之。"曰："下利脉浮大者，虚也，以强下之故也。设脉浮革，因尔肠鸣，当温之。"病可温证中，亦有此条。有"宜当归四逆汤"字。又《伤寒论·不可下编》有此条。曰："夫风寒下 疑脱"利"字 者，不可下之。下之后，心下坚痛。脉迟者为寒，当温之。脉沉紧，下之亦然。脉大浮弦，下之当已。"又病可温证，曰："下利欲食者，就温之。"又曰："下利脉迟紧，为痛未欲止，当温之。得冷者，满而便肠垢。"此条《千金》载在下利中。《千金·痢门》稍与《脉经》同，更有一条，曰："下利大孔痛者，当温暖之。"

紫参汤方《本草图经》引"甘草二两，一升半"，作"半升"。

气利，诃黎勒散主之。

〔赵〕治病有轻重，前言气利惟通小便，此乃通大便。盖气结处，阴阳不同。举此二者为例，六经皆得结，而为利各有阴阳也。诃黎勒，有通有涩。通以下涎消宿食，破结气；涩以固肠脱。佐以粥饮引肠胃，更补虚也。

《圣惠方》曰："夫气痢者，由表里不足，肠胃虚弱，积冷之气，客于肠间，脏腑不和，因虚则泄，故为气痢也。"

诃黎勒散方

《本草图经》云："诃黎勒主痢，本经不载。张仲景治气痢，以诃黎勒十枚，面裹焙，灰火中煨之，令面黄熟，去核，细研为末，和粥饮顿服。"云云 唐·刘禹锡《传信方》云："予曾苦赤白下，诸药服遍，久不瘥，转为白脓。令狐将军传此法，用诃黎勒三枚上好者，两枚，炮，取皮，一枚，生取皮，同末之，以沸浆水一两合服之，淡水亦得。若空水痢，加一钱匕甘草末。若微有脓血，加二匕。若血多，加三匕。皆效。"

《本草衍义》曰："诃黎勒，气虚人，亦宜缓缓煨熟，少服。此物虽涩肠，而又泄气，盖其味苦涩。"按程氏所引，文不同。又程氏引杜壬方，本出《本草》黄连条。云：杜壬治气痢泻，里急后重云云。用黄连、甘姜二味。又引刘禹锡《传信方》，亦是本草所引。

〔余述〕朱丹溪曰："仲景治痢，可温者温，可下者下。或解表，或利小便，或待其自已。区别易治难治不治之证，至为详密。然犹与滞下衮同，立方命论。"出《局方发挥》。盖肠澼滞下，与濡泻滑泄，其证与治，本自不同。仲景一以下利命之，并而为篇。然逐条寻究，判然而明矣。抑更有一义，盖濡泻滑泄，固宜温固。然有内有宿积，而治宜疏刷者，肠澼滞下，固宜疏刷。然有阳虚气陷，而治宜温固者。然则学人宜审其脉证，而处其方剂，不须特以肠澼泄泻为分别。仲景之合为一篇者，意或在于此欤。《五十七难》大瘕泄者，里急后重。数至圊而不能便，茎中痛，亦即滞下。而居五泄之一，其意与仲景一也。

附　方

《千金翼》小承气汤

〔沈〕此燥屎内结，大便不通，壅逆，胃邪上行而哕，数谵语。所以亦宜轻利和中，而涤热开结也。

《外台》黄芩汤

按此黄连汤类方，亦治上热下寒，以为干呕下利也。
《医心方》《范汪方》治伤寒五六日，呕而利者，黄芩汤。即本方。

疮痈肠痈浸淫病脉证并治第十八

《脉经》题曰痈肿肠痈金疮浸淫脉证，似是。

肠痈之为病，其身甲错。《本草图经》引云："张仲景治腹痈腹有脓者，薏苡仁附子败酱汤。"

按：次条，其痈未至脓溃，故少腹肿痞。此条既经脓溃，故按之濡如肿状，腹无积聚。次条，血犹瘀结，营郁而卫阻，故时时发热，复恶寒，病犹属实，故其脉迟紧。此条营分既无所郁，故身无热；脓成则血燥，故脉数。要之，此二条其别在脓已成与未成之分，而不拘其部位。如前注家，以大小肠为辨者，殆失之迂矣。

又按：《三因方》举此条云："久积阴冷所成也。故《金匮》用附子温之。"举次条云："此以内结热所成也。故《金匮》用大黄利之。"亦不可从。

大黄牡丹汤方 儿琰曰：上条宜从《巢源》删去"小便自调"四字。"而如淋上"补"小便数"三字，于理始顺。

按：痈肿之病，不论外内诸证。其初起也，乘其未溃而夺之。其既成也，扶正气以外托，故葶苈大枣泻肺汤，肺痈逐毒之治也。桔梗汤，肺痈排脓之治也。大黄牡丹汤，肠痈逐毒之治也。薏苡附子败酱散，肠痈排脓之治也。盖疡医之方，皆莫不自此二端变化，亦即仲景之法则也。

又按：方后所谓有脓者，其脓稍萌之义，与前条之全就腐溃者，不同矣。

《圣济》梅仁汤，治肠痈里急隐痛，大便秘涩。

于本方，以梅核仁，代桃仁。用冬瓜仁，加犀角。按奇效梅仁散原方。

问曰：寸口脉浮微而涩。

〔鉴〕脉微，气夺也；脉涩，血夺也。故曰法当亡血汗出也。设无亡血汗出等病，则必身有疮，被刀斧所伤亡血也。

按："不汗者"一句，宜云设不亡血若汗出者，今特举不汗，而不云不亡血者，盖省文也。《金鉴》为是。又"疮"，古作"创"。即金疮之义也。其从疒者，系于六朝俗字。

浸淫疮，黄连粉主之。

《医心方》极要方，疗身上疮，疮汁所着处即成疮，名曰浸淫，痒不止方。

黄连—两　黄柏—两　芦茹—两　矾石　两　甘草　两　生胡—两

上捣甘草，以上为散，胡粉于枪子中着，熬令黄，和之为散。欲传药，先以苦参汁以洗，故帛拭干，即着药，不过三四度，即瘥。

跌蹶手指臂肿转筋阴狐疝蛕虫病脉证治第十九

魏氏曰："仲景叙男子杂症，因收罗细碎，诸篇未及者，历言之。"

鸡屎白散方《本草图经》引"方寸匕"上有"量"字。

阴狐疝气者《本草图经》引"者"字在"上下"字下。

《四时刺逆从论》曰："厥阴滑，则病狐疝风。"杨上善云："狐夜不得尿，日出方得。人之所病与狐同，故曰狐疝。一曰孤癞疝，谓三焦孤府为疝，故曰孤疝。"《五色篇》曰："狐疝，疝之属也。"

蜘蛛散方《图经》引作"二物为散，每服八分二匕，日再，蜜丸亦通"。政和本，一字不复。

小岛尚质曰：八分一匕，谓十分方寸匕之八。

《幼幼新书》《婴孺》治少小偏方。

上以蜘蛛一个，烧灰作末，饮服之愈。

按：《本草无食子》条引《海药》云："张仲景使治阴汗，取烧灰。先以微温浴了，即以帛微裹。然传灰囊之，甚良。"政和本，"之"作"上"。此方可疑，然以名仲景，姑附于斯。

问曰：病腹痛有虫。《巢源》"若"作"弱"，盖讹。

甘草粉蜜汤方

伊芳泽信恬曰：《外台·天行》《备急》疗劳复方，以粉三升，以暖饮和服。又以水和胡粉少许，服之亦佳。"据此，则粉与胡粉，自别可知。

卷　下

妇人妊娠病脉证并治第二十

证三条按：当作"二条"。　方九首

妇人宿有癥病《脉经》首五句作"妇人妊娠，经断三月，而得漏下，下血四十日不止，胎欲动，在于脐上，此而妊娠"三十字。"血不止"作"下血不止"。

按：瘀血癥痼，必在脐下。妊娠二三月堕者，多其所害。此云在脐上者，窃不无疑。或者讹字，敢俟有识论定。《脉经》"胎在脐上"，更疑。

桂枝茯苓丸方

〔朱〕服法甚缓，以深固之邪，止堪渐以磨之也。

按：此方茯苓亦是引药下导者。说见于虚劳肾气丸下。芍药取之通壅，宜参《伤寒论述义·太阴病》下。此五味之所以相配也。

又按：《玄珠经》通真丸，妇人通经，男子破血。用大黄、桃仁、天水末。一名益元散。干漆、杜牛膝《医学纲目》四卷中引。正得此方之意。

妇人怀娠六七月，脉弦发热。

按：恶寒，尤氏为腹恶寒，然犹似身恶寒。存考。

师曰：妇人有漏下者。

〔朱〕妇人下血，大概由于冲任二经为病，或无端漏下，或半产后下血，或妊娠下血。下血虽异，而源头则一。

按：此条漏下，与半产后下血，是客。妊娠下血腹中痛，是主。三证并列，以备参对也。鉴程剖析不了，朱氏为是。但芎归胶艾汤则足以兼三证而治之矣。程氏引《脉经》。考原书，作"今阳不足，故令激经也"。

又按：魏氏曰："假令妊娠而下血，腹中痛，此胞气阻滞之故也。胎气何以阻？以气虚寒也。气虚寒，则血必不足而凝，凝则气愈阻而作痛。气阻血凝，则又内生虚热。血之凝者尚凝，而余血遂漏不止，甚则伤胎而动，动而竟坠。此胞中气血，因虚而寒，因寒而阻，因阻而凝，因阻凝而热，因热而下血，因下血而伤胎坠孕，递及之道也。"此说太巧，姑存之。

芎归胶艾汤方

《医心方》产经云："治妊身七八月，腰腹痛，胎不安，汗出逆冷，饮食不下，气上烦满，四肢痹强，当归汤方。"

于本方，去芎䓖，加生姜、橘皮。

《千金翼》当归汤，治产后血留下焦不去。

于本方，去阿胶、艾叶，加桂枝。

《圣惠》治产后下痢，腹中疞痛，当归散方。

于本方，去阿胶，加干姜。

《圣济》治妊娠因惊胎动不安，当归汤方。

于本方，加人参，不用清酒。

又治妊娠卒下血，致胎不安，少腹疼痛，人参汤方。

于本方，去芍药，加人参、黄芩、吴茱萸、生姜，不用清酒。

又治妊娠胎动有所下血，腹胁疼痛，宜服阿胶散方。

于本方，去芍药，加赤石脂、龙骨、黄芪、干姜，不用酒。

《卫生家宝》丁香胶艾汤，治崩漏走下不止。

于本方，加丁香末四分。

《兰室秘藏》丁香胶艾汤，治崩漏不止。盖心气不足，劳役，及饮食不节。所谓经漏少时，其脉二尺俱弦紧洪，按之无力。其证自觉脐下如冰，求厚衣被，以御其寒。白带白滑之物多，间有如屋漏水下，时有鲜血，右尺脉时微洪也。

于本方，去甘草，加丁香。

妇人怀娠，腹中疞痛。

先兄曰：《说文》有疞无疞。云疞，腹中急也，从疞声。

当归芍药散方

〔朱〕芎归、芍药，足以和血舒肝。苓术、泽泻，足以运脾胜湿。此即后人逍遥散之蓝本也。

按： 妊娠之常，饮水动易停潴。是以内寒腹痛，此方利水散寒，以使胎气盛实。芎、归二味，不特养血，亦能散寒止痛。古方往往见之。此方所用，或此意也。《抱朴子·至理篇》曰："当归、芍药之止绞痛。"先兄亦曰："此方芍药多用，取之缓其痛，与小建中之芍药同趣。"赵说似迂曲。

妊娠呕吐不止。

按： 张氏《医通》，全取赵氏。

干姜人参半夏丸方

《医心方》《僧深方》治妇人妊身，恶阻酢心，胸中冷腹痛，不能饮食。辄吐青黄汁方，用人参、干姜、半夏，凡三物等份，治下。以地黄汁和，丸如梧子。一服三丸，日三。今按《极要方》云："各分，稍加至十丸。"《产经》云："人参丸，神良。"《幼幼新书·婴孺》治小儿，调中止痢，去冷进食，人参丸方。

于本方，加茯苓，蜜丸。

当归贝母苦参丸方

按： 张氏《医通》，本于赵氏。

《本草序例》《雷公炮炙论》云："如小豆许者，取重八两鲤鱼目比之。"

葵子茯苓散方

〔朱〕葵子通利诸窍，称能滑胎。其疏泄血分可知，而得茯苓之淡渗，功专气分者，为之佐。使水从气分而去，则苦自无虞。

按： 冬葵子，《本草》白字曰："主五癃，利小便"。黑字曰："疗妇人乳难内闭"。

白术散方

先兄曰："千金半夏汤，治脚气上入腹。方中用细辛，与此治心烦吐痛者同趣。又范汪旋覆花汤，治胸膈痰结，亦用细辛，俱取其辛温通气，散膈上寒饮也。"

按：《千金》治咳嗽胸胁支满，多唾上气方。酒一升半，浸肥皂荚两挺，经宿，煮取半升，分三服。七日忌，如药法。若吐多，以酢饭三四口止之。此方，呕用醋浆。其义一也。

妇人产后病脉证治第二十一

论一首　证六条按：当"五条"。　方八首

问曰：新产妇人有三病。

按： 产后痓病，其证治，与上经所叙无别，故更不论列。郁冒，开在次条。但大便难，则不出其方。然不出于脾约丸等润燥手段也。

又按：《巢源》妇人杂病中曰："张仲景云：妇人经水过多，亡津液者，亦大便难也。"恐系于错引本条者。

产妇郁冒，其脉微弱。"大便坚呕，不能食"七字，《脉经》作"所以便坚者，呕不能食也。"

先兄曰："《明理论》云：郁，为郁结而气不舒也。冒，为昏冒而神不明也。世谓之昏迷者，是也。"此条不言发热，然后条有"更发热"之语，则其有热者可知，即为草蓐伤风，明矣。

按： 此条文法稍近倒装。"小柴胡汤主之"一句，本当在"但头汗出"下，其以先辨郁冒之理，故更于章末补出三句也。冒家大汗出，即是小柴胡相适之效，亦犹少阳病振汗之比。且以"血虚下厥"三句，释头汗出之理。所以"产妇喜汗出者"四句，释前条亡血复汗之理，即血虚邪客之候。"阴阳乃复"一句，与冒家欲解，必大汗出相应。盖喜汗出，头汗，大汗，三证不同，宜分别看。

又按： 大便反坚。反字，对呕不能食而言。盖呕不能食，是少阳证，大便宜未至坚。今产后液燥，故大便反坚也。《本事方》曰："人平居无苦疾，忽如死人。身不动摇，默默不知人，目闭不能开，口噤不能言。或微知人，恶闻人声。但如眩冒，移时方寤。此由已汗过多，血少气并于血，阳独上而不下，气壅塞而不行，故身如死。气过血还，阴阳复通，故移时方寤，名曰郁冒，亦名血厥。妇人多有之。宜白薇汤、仓公散、白薇汤。白薇、当归，各一两。人参半两，甘草一分，炙，水煎服。仓公散，瓜蒂、藜芦、雄黄、矾石，锻，等份，少许，吹入鼻中。"按：二方并非本条证所宜，姑附之。

又曰："妇人产后，有三种疾。郁冒则多汗，多汗则大便秘，故难于用药。唯麻子苏子粥，最佳且稳。"按：冒家汗出乃复，后但肠燥便秘者，此粥为佳。首条所谓大便难者，亦或所宜。

病解能食，七八日更发热者。

按：此条证，徐朱以为食复，魏、周意亦然。盖沈氏与此诸家，俱就能食而立说。但尤氏曰："病解能食，谓郁冒解，而能受食也。至七八日更发热，此其病不在表而在里，不属虚而属实矣。是宜大承气以下里。"此其意稍异，存考。

产后腹中疠痛。

《千金》治产后虚羸喘乏，白汗出，腹中绞痛，羊肉汤方。

于本方，加桂心、芍药、甘草、芎䓖、干地黄。《圣惠》羊肉地黄汤，更加人参。

《外台》许仁则，产后更无他状，但觉虚弱，欲得补气力，兼腹痛，宜羊肉当归汤方。

于本方，当归五两，生姜六两。加黄芪四两。若觉恶露下不尽，加桂心三两。恶露下多，觉有风，加芎䓖三两。觉有气，加细辛二两。觉有冷，加吴茱萸一两。觉有热，加生地黄汁二合。

《圣济》治产后血气不利，心腹急痛，上下攻冲，气逆烦闷，黄芪汤方。

于本方，加黄芪、白术、甘草、人参。

下瘀血汤方

〔赵〕与抵当同类，但少缓尔。

按：此方犹是抵当丸大陷胸丸之例。宜云下瘀血丸，今作"汤"字者，盖传写之讹耳。方后"煎"字，亦宜作"煮"字，始合古义。

产后七八日，无太阳证。《脉经》更无"切脉"二字，"再倍"下有"其人"二字。"不食"作"不能食"。

按：此条，李注极允。且据"无太阳证"一句考之，则其有里证，可以推知。盖是产后得邪，邪气下陷，与血相搏者，既有热候，亦有少腹坚痛。与产后得胃家实者，其证相似易错，故对待为辨也。又膀胱，犹言下焦，不须深讲。

产后中风，发热面正赤。

〔徐〕中风发热头痛，表邪也。然面正赤，此非小可淡红。所谓面若妆朱，乃真阳上浮也。加之以喘，气高不下也。明是产后太虚，元气不能自固。而又杂以表邪，自宜攻补兼施。

产后下利虚极。

〔徐〕凡治痢者，湿热非苦寒不除。故《类聚》四味之苦寒不为过。若和血安中，只一味甘草及阿胶而有余。治痢好用参、术者，政由未悉此理耳。

按： 虚极，犹言疲惫。轩村宁熙曰："此证本自热利，故虽至虚极，犹用白头翁汤。其加甘草阿胶者，不啻补血益气，兼为缓中调肠之用。"陶氏云："甘草，通经解毒。"东垣云："热药得之缓其热，寒药得之缓其寒。"甄氏云："阿胶止痢。杨仁斋云：痢疾多因伤暑伏热而成。阿胶乃大肠之要药，有热气留滞者，则能疏导。无留滞者，则能平安。"据此诸说，则增加之意可知。虚闭并用阿胶，乃是此意。此说精确。

妇人杂病脉证并治第二十二

论一首　脉证合十四条按：当作"十条"。方十四首按：当"十三首"。

妇人中风七八日，续来寒热。

按： "经水适断"四字，宜为七八日上看。盖篇首四条，既详于《伤寒论述义》中，兹不复赘。程注"至治有殊也"，全取《伤寒蕴要》。

妇人咽中如有炙脔。

焦循《雕菰集》罗浩《医经余论序》曰："其论《金匮》以水症气冲咽，状如炙肉证。妇人咽中有炙脔，为有形之邪，阻无形之气。"

按： 梅核气之名，昉见《直指方》。前人或谓为噎膈之渐。盖在男子，往往驯为噎证；女子则多不过一时气壅痰结也。

半夏浓朴汤方

《医心方》《医门方》疗咽中如肉脔，咽不入吐不出方。

于本方，去苏叶，加橘皮。

《外台》《广济》疗心腹胀满，柴胡厚朴汤方。

于本方，去半夏，加柴胡、橘皮、槟榔。

《圣惠》治膈气胸中妨闷，痰壅不下食，紫苏散方。

于本方，加枳壳、柴胡、槟榔、桂心。

又治心腹胀满，痰饮不下食，厚朴散方。

于本方，加陈橘皮、前胡、槟榔。

妇人脏躁，喜悲伤欲哭。躁，《脉经》、赵、徐、沈、尤、朱注本，并作"燥"，误。

妇人吐涎沫，医反下之，心下即痞。

按：据小青龙汤考之，则此所谓涎沫，亦即稠痰耳。

妇人之病，因虚积冷结气。"未多"之"未"，朱曰：疑是"寒"字。误。"未匀"，原本、诸本，并作"不匀"，宜改。

按：徐氏曰："妇人之病，至胞门，为一篇纲领。""因虚积冷结气"六字，尤为纲中之纲。谓人不虚，则邪不能乘之。因虚故偶感之冷，不化而积，气热则行，冷则凝，冷气凝滞。久则结，结者，不散也。血遇冷气而不行，则经水断绝。然有微甚，上下不同，故曰诸。程氏曰："此条当分作三截看。妇人之病，必因于虚劳，因于积冷，因于结气。即结热 三者，皆能为妇人诸经作病。"尤氏义同程氏，而《金鉴》亦仍之。今熟玩经文，徐说似长，但其解诸字恐非。魏氏曰："诸，即之也。为妥。"盖此条以"血寒积结下焦为主，自寒伤经络"，至"非止女身"十五句，是客词。系于举上焦、中焦之病，以备下焦之参照者，久成肺痈。先兄曰："'痈'，当作'痿'，字之误也。盖上焦寒凝，无为肺痈之理。肺冷为痿，甘草干姜汤证是也。"《脉经》妇人病亦有"咳逆呕沫，其肺成痿"语。魏又曰："绕脐隐伏，为少腹冷痛，为奔豚，为寒疝。种种不同，旁出者结于两胁，如脏腑相连，邪高痛下，而痛反在关元，为下厥上逆之证。"沈氏以"未多"为"未经多日"之义，非是。徐氏曰"奄忽"四句为一段，宜从。盖"奄"字上当存"或"字看。《金鉴》以为痛甚之常状，似非。"厥癫"，即"癫疾"。《脉要精微论》曰："厥成为巅疾。"又曰："来疾去徐，上实下虚，为厥巅疾。"是也。呕吐涎唾，"涎"字韵。下根气街，"根"字韵。古书句中有韵，韵未必在句尾，见钱大昕《十驾斋养新录》、王引之《经义述闻》。《辑义》引《巢源》"不通"二字。剩。

温经汤方

按：此方半夏，其旨难晰。程氏谓以止带下，殊属无稽。徐氏曰："下利已久，脾气有伤，故以姜半正脾气，亦未核。"杨氏《家藏方》调经汤，治冲任脉虚，风寒客搏，气结凝滞。每经候将行，脐腹先作撮痛，或小腹急痛，攻注腰脚疼重。经欲行时，预前五日，及经断后五日，并宜服之。

于本方，去阿胶，加五加皮、熟干、地黄、乌药、红花、没药。

带下经水不利，少腹满痛。

〔徐〕带下，即前所谓此皆带下，非专指赤白带也。

〔赵〕此亦因瘀血而病者，经水即不利，一月再见之不同，皆冲任瘀血之病。土瓜根者，能通月水，消瘀血，生津液，津生则化血也。芍药，主邪气腹痛，除血痹，开阴寒。桂枝，通血脉，引阳气。蟅虫，破血积，以消行之。

按：赵注明备，本纲意补或字，盖仍之也。又《千金方》温经汤，主妇人小腹痛，用茯苓、芍药、土瓜仁、薏苡仁。其旨相似。

寸口脉弦而大。

按：尤氏说三品功用，本于赵氏。赵又曰："凡系帛皆理血，血色红，用绛尤切于活血。"

妇人陷经漏下。

按：赵氏曰："方虽不全，见胶、艾二物，亦足以治之。沈氏、魏氏并以为阿胶、干姜二味，俱难从。"

妇人六十二种风。

按：赵氏以为六十二种风，尽以一药治之，明其非仲景法。然原其立方之旨，破血通经，用红花酒，则血开气行，而风亦散矣。

红蓝花酒方

《本草图经》曰："张仲景治六十二种风，兼腹内血气刺痛。用红花一大两，分为四分，以酒一大升，煎，强半，顿服之。不止，再服。又一方，用红蓝子一升，捣碎，以无灰酒一大升八合拌了，暴令干，重捣筛，蜜丸如桐子大，空腹，酒下十丸。"

问曰：妇人病饮食如故。

按： 此条之证本是下焦壅滞，不得溺利者，膀胱为之急胀，而胞系遂至缭戾，溺随益闭，以致烦热不得卧，而反倚息，故用肾气丸。开其壅滞，利其小便，则膀胱宽豁，而其系复旧也。此证不必下元衰乏，而其用此丸者，专取之利水，故云但利小便则愈。

又按： 慧琳《一切经音义》："缭缬，考声云。缬，犹结纽也。亦缭缬，纷乱貌也。"云云。徐氏曰："了戾者，其系纽转也。"先兄曰："卢文弨《钟山札记》云：了戾者，屈曲旋转之意。"许慎注《淮南·原道训》云："抮，了戾也。"郭璞注《方言三》："轸，戾也。云相了戾也。"杨倞注《荀子·修身篇》"击戾"云："犹了戾也。"

少阴脉滑而数者，阴中即生疮。 《脉经》分为二条。又曰："少阴脉数，则气淋，阴中则生疮。"

《平脉法》曰："少阴脉微滑。"滑者，紧之浮名也。此为阴实，其人必股内汗出，阴下湿也。

胃气下泄，阴吹而正喧。

《脉经》此条，前有一条曰："少阴脉弱而微。微则少血，弱则生风。微弱相搏，阴中恶寒。胃气下泄，吹而正喧。"

《妇人良方》膏发煎，治妇人谷气实，胃气下泄，阴吹而正喧，阴中出血。

《赤水玄珠》曰："令媳长卿之妇，腹中微疼，经行不流行，喉痛，四肢麻木作战，不知饥饿，右脉洪大如菀豆。以川芎、香附、麦芽、山楂、乌梅、粉草、桔梗、酒芩、防风、荆芥、白术、茯苓，四剂而安。次月经水大行，十日不止。以黄芪、阿胶、蒲黄，各一钱，白芍药二钱，粉草三分，一帖而止。此后但觉浊气下坠，屁从子户中出，以补中益气汤，加酒炒黄连，调养而平。"

小儿疳虫蚀齿方 《幼幼新书》引"葶苈"下有"各少许"三字。"腊日"，作"腊月"，熔上有"和"字。赵注本，不载此方。

〔魏〕附小儿疳虫蚀齿一方，不知何意，载于篇末。或有儿科之书，阙略不全，挂一漏百者乎。

杂疗方第二十三 按：以下三篇，二注本及朱氏，亦不载。

柴胡饮子方

按： 药以贴称，宋以上所罕见。说见于先教论撰《医剩》中。药滓再煮，见陶氏《本草序例》，然仅系于诸补汤所用。

长服诃黎勒丸方

《本草图经》引张仲景云："长服方，诃黎勒、陈橘皮、厚朴，各三大两，捣筛，蜜丸，大如梧子。每服二十丸，至三十丸。"

三物备急丸方 《千金》三味，各等份。曰："上皆须精新，多少随意。先捣大黄、干姜。下筛为散，别研巴豆如脂，内散中，合捣千杵。即尔用之。为散亦好。下蜜为丸，贮密器中，莫令歇气。"《本草图经》引作"用大黄、干姜、巴豆各一两。须精新好者，捣筛，蜜和，更捣一千杵，丸如小豆，服三丸。老少斟量之。为散不及丸也"。云云。"每服大豆许，三四丸"七字，按据《千金》方后，"用"字句，"亦佳"二字，当在"蜜和丸"上。盖言即尔以散为便，久贮蜜丸为佳。

《雷公炮炙论》云："云如大豆许者，取重十两鲤鱼目比之。"

按： 徐氏曰："此方妙在干姜、巴黄，峻利寒热俱行。有干姜以守中，则命蒂常存。且以通神明，而复正性，故能治一切中恶卒死耳。"程氏曰："大黄，荡涤肠胃。干姜，温中散寒。巴豆，除邪杀鬼，故主如上诸证。"愚意二说俱非。盖此方所主，其证极暴极实。仅有顾虑，祸速反掌。是以其治要在短刀直入，咄嗟奏凯。故巴豆辛热峻下，以为之君，大黄为臣，以辅峻下之用。干姜为佐，以助辛热之性。三味相藉，其功益烈。为攻泻诸方之冠，所以能相抵当也。

《圣惠》治恶痓心腹痛，如锥刀所刺，胀满欲死者，硝石丸。

于本方，加硝石、附子。

又治暴气攻心，腹胀痛，不欲饮食，宜服巴豆丸方。

于本方，加木香、蓬莪术。

又治卒死及感忤，口噤不开者，宜服此方。

即本方，以枣瓤和，圆如绿豆大，以温水下。

《圣济》治小儿木舌，肿胀，满塞口中，三物备急丸方。

即本方，如绿豆大，每服五丸，温水下，大便利为度。

尸蹶，脉动而无气。"静而死"，《肘后》作"静然而死"，《外台》同，"而"作"如"，"而"字，当为"如"义读。

按：尸蹶，即阳气暴实，凌轹阴血之病，盖中气之类也。说详于《扁仓传汇考》中，当参。

救溺死方

《千金》曰："但埋死人暖灰中，头足俱没，惟开七孔。"

治马坠，及一切筋骨损方。

〔鉴〕外浴以散其瘀，内服以下其瘀，斯得之矣。

按：《医心方》服石方中引张仲景者，凡四道，未知本经之遗否？姑附载于左。

张仲景云：解散发，烦闷欲吐不得，单服甘草汤。甘草五两切，以水五升，煮取二升，服一升，得吐即止。

张仲景方云：黄芩汤，治散发腹内切痛方。支子二两，香豉三升，黄芩二两，凡三物，切，绵裹。以水九升，煮取三升，分三服。以衣覆卧，灸应有汗。

张仲景云：半夏汤，治散发，干呕不食饮方。半夏八两洗炮，生姜十两，桂心三两，橘皮三两，上四物，以水七升，煮取三升半，分三服，一日令尽。

张仲景方：治寒食散，大小行难方。香豉二升，大麻子一升破，上二物，以水四升，煮二升八合，去滓，停冷，一服六合，日三。

禽兽鱼虫禁忌并治第二十四

论辨二首　合九十法按：当"八十六法"。　方二十一首按：当"二十六首"。

凡饮食滋味，以养于生。

按：服药炼液，言道家辟谷之流。

肝病禁辛，心病禁咸。

《医说》引《食治通说》云："《金匮要略方》曰：春不食肝，夏不食心，秋不食肺，冬不食肾，四季不食脾。谓畜兽五脏，能益人五脏。春时木旺，肝气盛脾气败，故不食肝。食之则肝气愈盛，脾气愈败，因成脾病，则难治也。或春月肝经受病，明有虚证，亦宜食肝以补之。或春月肝气太盛，即宜食肺以抑之。"又云："肝病禁辛，心病禁咸，脾病禁酸，肺病禁苦，肾病禁甘。五味递相克制，故禁之也。或肝气太盛，因而生病，亦宜辛味以制之。更在心智变通，不可全执定论。他脏效此。"

凡肝脏自不可轻啖。"自"字，疑衍。

《巢源》曰："凡禽兽六畜自死者，肝皆有毒，不可食，往往伤人，其疫死者弥甚。被其毒者，多洞利呕吐，而烦闷不安。"

猪肉落水浮者，不可食。按：据前后条，"猪"字，当作"诸"字。

自死肉口闭者，不可食之。

《巢源》曰："凡可食之肉，无甚有毒。自死者，多因疫气所毙，其肉则有毒。若食此毒肉，便令人困闷，吐利无度，是中毒。"

六畜自死，皆疫死。

《巢源》曰："六畜者，谓牛马猪羊鸡狗也。凡此等肉，本无毒，不害人。其自死，及着疫死者，皆有毒。中此毒者，亦令人心烦闷，而吐利无度。"

疫死牛肉，食之，令病洞下。

《巢源》食牛肉中毒候曰："又因疫病而死者，亦有毒，食此牛肉，则令人心闷身体痹。甚者，乃吐逆下利。腹痛不可堪。因而致者非一也。"

治自死六畜肉中毒方。

〔程〕六畜自死，必因毒疫。苦能解毒。黄柏，味之苦者。

治食郁肉漏脯中毒方。

按：犬屎，《本草》唐本注云："白狗屎，主疗疮，水绞汁服。主诸毒不可入口者。"人乳，功见下条。生韭汁，《本草》引孟诜云："胸痹，心中急痛如锥刺。取生韭，或根，五斤。先捣汁，灌少许，即吐胸中恶血。知此方亦取涌吐。"

治黍米中藏干脯，食之中毒方。

〔程〕大豆能解诸毒，故用以治。

治六畜鸟兽肝中毒方。按："六"上，似脱"食"字。

治食犬肉不消。按："心急"字，疑《本草》引梅师方，作"忽"字。

《巢源》曰："凡狗肉性甚躁热，其疫死及狂死者，皆有毒。食之难消，故令人烦毒闷乱。"

鸡有六翮四距者。

先兄曰："《尔雅》：羽，本谓之翮。《说文》：翮，羽茎也。"

鲙食之，在心胸间不化。

《巢源》曰："凡人食鱼者，皆是便生冷之物。食之甚利口，人多嗜之。食多则难消化，令人心腹痞满，烦乱不安。神巧万全方，治食物过饱不消，遂成痞膈将死方。"

马牙硝一大两，碎之，如无，以朴硝代之。　**吴茱萸**半斤，陈者。

上煎茱萸取浓汁，投硝，承热服之。久未转，更进一服，立愈。唐·窦群尝话，在常州时，食脍不消，痞结闷甚，诸药悉不转，腹坚气绝。医徐彦庄处得此方，服乃瘥。窦云：微此殆绝。

果实菜谷禁忌并治第二十五
按：此篇，合八十法，方十八首。今不言者，盖脱文也。

食诸菌中毒，闷乱欲死方。

《圣济总录》曰："朽木生蕈，腐土生菌。二者皆阴湿之气蒸郁所生也。既非冲和所产，性必有毒。若误食之，令人吐利不已，心腹切痛。甚者，身黑而死。"

十一月、十二月，勿食薤。

〔鉴〕薤味辛散，走肺气，食之令人多涕唾。

葵心不可食，伤人。

〔鉴〕葵心有毒，背叶反常，亦有毒，不可食。

食躁或躁方

按：《金鉴》所解，殆属牵强。盖此方介于菜类方法中，则亦当治菜毒方。考《医心方》引葛氏方云：为食诸菜中毒，发狂烦闷，吐下欲死方。煮豉汁，饮一二升。窃想葛氏所举，本是仲景原文。而今作食躁或躁者，系于文本讹脱，或者"食菜烦躁"四字之误也。今本《肘后方》，偶欠此方。然自有治诸菜毒方，而其前后诸条，概与本篇方法相同。

《巢源》曰："野菜芹荇之类，多有毒虫水蛭附之。人误食之，便中其毒，亦能闷乱烦躁不安。"可以互证。

菜中有水莨菪。

按：此云中风，即发狂之谓。《后汉书·朱浮传》曰："中风狂走。"

春秋二时，龙带精入芹菜中。

按："糖"，即"饧"字。饴弱于饧，故饴有胶饴，饧有硬饧也。《辑义》引《释名》，用李时珍所改，当考原书及《方言》《说文》《广韵》等。

跋　一

　　余撰《伤寒论述义》，一以辨白全经大旨为主。今于是书特以其所得，具列之逐条，而各病梗概，则或为之论，以附于后，其体例彼此不同，而要在使学者与《辑义》相参考尔。但中间有校讹订诂，稍涉繁琐者，盖事关经义，则亦有不得已者焉，固非好为泛骛远引也。

申寅天医节元坚跋

跋 二

仲景之书，生存三代禁方，而下垂之万世。洵医门真经，而济生龟鉴也。而其文辞典雅，义理渊奥，固非浅学之所能窥测焉。自宋以来为之疏解者，或乃泥于卑近，或乃骛于高远，是非纠纷，竟无一定，是极窗丹波先生所以有辑义之撰也。先生之学，主乎考证，大无不晰，细无不烛，博而约，精而详。一有敷衍精旨，裨益实际为归，而吾师茝庭先生，蚤承箕业，循循乎绍赞先绪，提斯晚进是务。凡经之一字一句，遍照诸病者，朝参夕验，数十年如一日。一诚之所存，遂有述义之著。盖二先生之于仲景经也，所谓金声而玉振者矣。夫医之学，在讲明义理，施之实际。但义理不可虚讲，必求之古经。而讲经之方，主乎考证，必符实际，此读医经之法，即学医之道也。否则说理虽密，要为无用之辨，引证虽精，多属不急之察。益考证是义理之筌蹄，实际是义理之标准，故学之得其方。能精且熟，则意必明，术必妙，以建回生起死之功，为学之极效，不过如此耳。世之医流，屑屑焉，株守后世俗套，乱误无算。未会讲明义理，而自谓医之术在乎此，诳诬圣言，附会诞妄，好标新异。未会徵之实际，而自谓医之学尽乎此，抑亦管窥蠡测，岂足与论仲景之道耶？而又岂足以知二先生之学耶？伤寒论述义，刊行有年，今又金匮述义刻竣。先生命济校医，且书其后。济也质性驽钝，附骥何当。然从学日久，颇受先生之鞭策，仍忘僭踰，谨叙先生家学之要端，以应其命，并念之同人云。

嘉永七年岁在甲寅八月望授业江户掘川济撰